中国百年百名中医临床家丛书

王国三

任凤兰　赵育才　刘建东
贺福田　刘玉洁　张雅玲　编著
张广增　梁凤兰　王洪林
王淑青

中国中医药出版社
·北京·

图书在版编目（CIP）数据

王国三 / 任凤兰等编著. -- 北京：中国中医药出版社，2004.3（2025.8 重印）
（中国百年百名中医临床家丛书）
ISBN 978-7-80156-554-9

Ⅰ. ①王… Ⅱ. ①任… Ⅲ. ①中医学临床－经验－中国－现代 Ⅳ. ① R249.7

中国版本图书馆 CIP 数据核字（2004）第 010709 号

中国中医药出版社出版
北京经济技术开发区科创十三街 31 号院二区 8 号楼
邮政编码　100176
传真　010-64405721
廊坊市佳艺印务有限公司印刷
各地新华书店经销

开本 850×1168　1/32　印张 7.25　字数 170 千字
2004 年 3 月第 1 版　2025 年 8 月第 3 次印刷
书号　ISBN 978-7-80156-554-9

定价　28.00 元
网址　www.cptcm.com

服务热线　010-64405510
购书热线　010-89535836
维权打假　010-64405753
微信服务号　zgzyycbs
微商城网址　https://kdt.im/LIdUGr
官方微博　http://e.weibo.com/cptcm
天猫旗舰店网址　https://zgzyycbs.tmall.com

如有印装质量问题请与本社出版部联系（010-64405510）

出版者的话

祖国医学源远流长。昔岐黄、神农，医之源始；汉仲景、华佗，医之圣也。在祖国医学发展的长河中，临床名家辈出，促进了祖国医学的迅猛发展。中国中医药出版社为贯彻卫生部和国家中医药管理局关于继承发扬祖国医药学，继承不泥古、发扬不离宗的精神，在完成了《明清名医全书大成》出版的基础上，又策划了《中国百年百名中医临床家丛书》，以期反映近现代即20世纪，特别是新中国成立50年来中医药发展的历程。我们邀请卫生部张文康部长做本套丛书的主编，卫生部副部长兼国家中医药管理局局长佘靖同志、国家中医药管理局副局长李振吉同志任副主编，他们都欣然同意，并亲自组织几百名中医药专家进行整理。经过几年的艰苦努力，终于在21世纪初正式问世。

顾名思义，《中国百年百名中医临床家丛书》就是要总结在过去的100年历史中，为中医药事业做出过巨大贡献、受到广大群众爱戴的中医临床工作者的丰富经验，把他们的事业发扬光大，让他们优秀的医疗经验代代相传。百年轮回，世纪更替，今天，我们又一次站在世纪之巅，回顾历史，总结经验，为的是更好地发展，更快地创新，使中医药学这座伟大的宝库永远取之不尽、用之不竭，更好地服务于人类，服务于未来。

本套丛书第一批计划出版140种左右，所选医家均系在中医临床方面取得卓越成就，在全国享有崇高威望且具有较高学术造诣的中医临床大家，包括内、外、妇、儿、骨伤、针灸等各科的代表人物。

本套丛书以每位医家独立成册，每册按医家小传、专病论治、诊余漫话、年谱四部分进行编写。其中，医家小传简要介绍医家的生平及成才之路；专病论治意在以病统论、以论统案、以案统话，即将与某病相关的精彩医论、医案、医话加以系统整理，便于临床学习与借鉴；诊余漫话则系读书体会、札记，也可以是习医心得，等等；年谱部分则反映了名医一生中的重大事件或转折点。

本套丛书有两个特点是值得一提的：其一是文前部分，我们尽最大可能地收集了医家的照片，包括一些珍贵的生活照、诊疗照，以及医家手迹、名家题字等，这些材料具有极高的文献价值，是历史的真实反映；其二，本套丛书始终强调，必须把笔墨的重点放在医家最擅长治疗的病种上面，而且要大篇幅详细介绍，把医家在用药、用方上的特点予以详尽淋漓地展示，务求写出临床真正有效的内容，也就是说，不是医家擅长的病种大可不写，而且要写出“干货”来，不要让人感觉什么都能治，什么都治不好。

有了以上两大特点，我们相信，《中国百年百名中医临床家丛书》会受到广大中医工作者的青睐，更会对中医事业的发展起到巨大的推动作用。同时，通过对百余位中医临床医家经验的总结，也使近百年中医药学的发展历程清晰地展现在人们面前，因此，本套丛书不仅具有较高的临床参考价值和学术价值，同时还具有前所未有的文献价值，这也是我们组织编写这套丛书的初衷所在。

中国中医药出版社

2000年10月28日

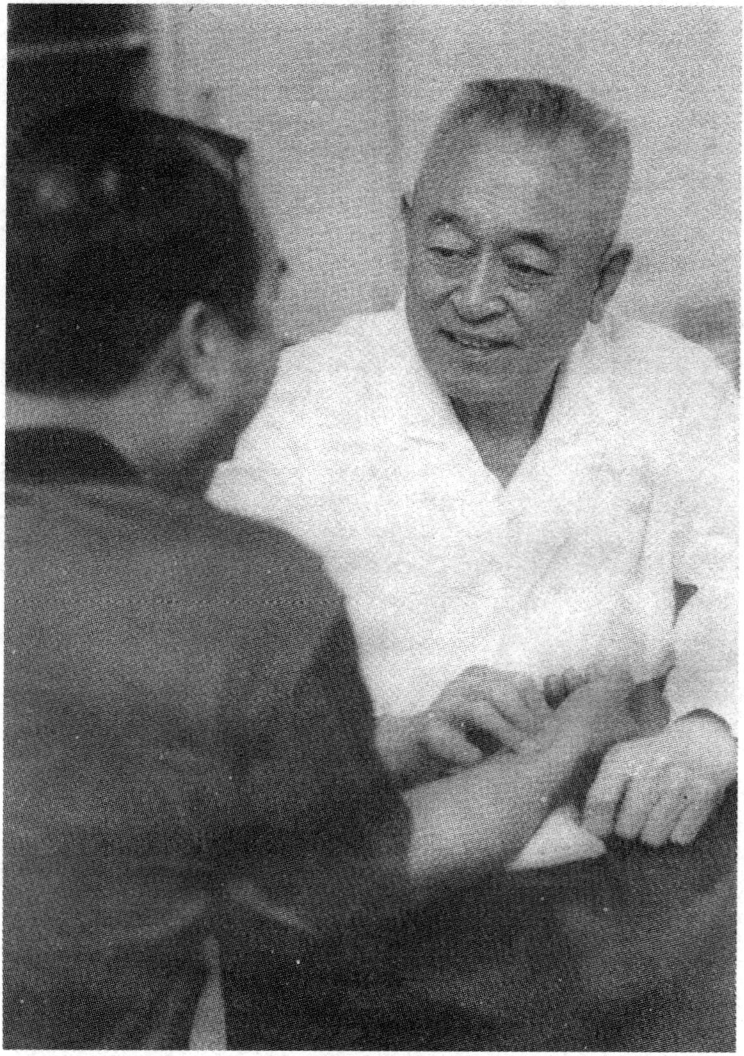

门诊医疗

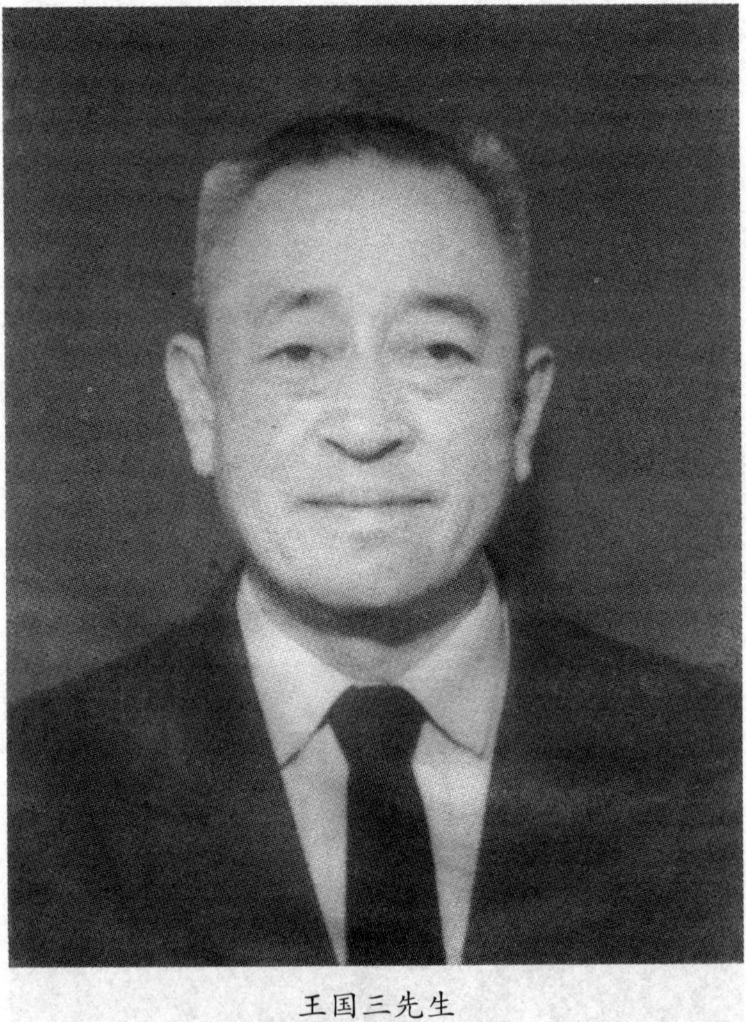

王国三先生

目　录

医家小传

医家小传

王国三，1930 年出生于河北省丰南县（现唐山市丰南区），中医主任医师，为全国首批五百名中医药专家学术经验继承工作指导老师之一，曾任唐山市中医院副院长、院长。国家级评审鉴定专家，全国脾胃病专业委员会委员、顾问，中国名医名术大典编纂委员会专家组成员，国际中医心病学术委员会副主席，河北省政协委员，河北省中医药学会副理事长，光明中医函授大学河北分校顾问，《河北医药》《河北中医》编委，唐山市人民代表，唐山市政协委员，唐山市科协副主席，唐山市医药学会理事长。

王国三出身于书香门第，自幼在父兄严格教管下，习诵诸子之学，后考入国立学校接受现代文化教育。1946 年遵父命师从乡里老中医皇甫万选先生学医，同时继续随父兄研读古文诗词。1950年拜于著名中医岳美中先生门下，仍然坚持边学传统医著，边诵读诗词古文。更兼岳美中先生学识渊博，不仅医术精湛，而且精于文史，擅长诗词，每当课余还讲授二十四史或诗词歌赋，王国三实感获益尤深。为了进一步深造提高，50年代初期，他又参加了卫生部北京中医进修学校学习，60年代中期到中医研究院广安门医院、西苑医院进修，70年代中期又在中医研究院全国中医研究班学习。几十年来他用功甚勤，从不稍怠，孜孜苦读每至夤夜，一有意会随时笔录。不仅大量药性、方剂开口成诵，而且如《黄帝内经》《伤寒论》《金匮要略》《温病条辨》《医宗金鉴》等经典古籍以及历代各家医论、医案也烂熟于胸，运用自如，以至临证之际信手拈来，左右逢源。他在教诲后学时，常常深有体会地说："中医书籍文字古奥，不掌握一定的古文化知识，难于读懂、读深，故良好的古文基础是学好中医的前提。书读百遍，其义自见，中医古籍虽然深奥难求，但能熟读成诵，深思熟虑，知本达变，即不愁登堂入室。"

1954年王国三到唐山市中医医院。参加工作以来，他积极努力，敬业务实，不断进取，立志在中医学术和中医事业上有所建树，有所贡献。他不仅坚持刻苦学习，精研医术，而且临床之余，笔耕不辍。在近50年的岁月里，写出临床总结性、临床探索性和理论探索性学术论文70余篇，如《论仲景组方配伍规律》《论张仲景剂量应用的规律》等分别发表在《中医杂志》《北京中医学院学报》《上海中医药杂志》等刊物上。同时参加了《自学中医阶梯》《急症胃痛证治》《临床中医内科学》《泌尿系结石治疗简编》等著作编撰，并先后承担多项科研项目，获得部、省、市级25项科研成果奖。

如他精心研制的治疗心气虚损型冠心病的方药——补心合剂，获河北省卫生厅科技进步奖一等奖、全国中医药博览会“神农杯”优秀进步一等奖。

在理论研究和临床实践中，他反复查阅了中医四部经典《外台秘要》《备急千金要方》《名医类案》《临证指南医案》以及金元四大家等名医的著作，并浏览了大量近代、现代信息资料，结合临证深入思辨，严细求索，务使自己的科研项目具有较强的科学性、先进性和实用性。

1972年王国三相继担任唐山市中医医院副院长和院长以后，以高度的事业心和责任感，严格执行党和国家的方针政策，并亲自制定规章制度，从严管理，坚持中医特色、中西医结合及勤俭办院。他严于律己，率先垂范，每天应诊，亲自查房，定期听取各科医护人员的工作汇报，给予具体指导，带领全院于1992年创建了“全国三级甲等医院”，1995年又建成“全国示范中医院”，受到各级领导和广大患者的好评以及全国各地同行的一致赞扬。因其业绩突出，先后被评为全国优秀医务工作者，全国“五一”劳动奖章获得者，享受政府特殊津贴，获得河北省优秀专家、河北省劳动模范、唐山市劳动模范、振兴唐山功臣等荣誉称号。上述每一项科技成果和工作业绩都凝聚着他敬业的心血和汗水。

王国三精通中医内科、妇科、儿科，尤其对心病、肾病、肝病和脾胃病的治疗有独到的研究和显著的疗效，多年来慕名求医的患者络绎不绝。

王国三精湛的医术来源于他长年不懈的追求探索和深入思辨。比如，他在研究《伤寒论》的过程中，发现龙骨牡蛎汤、桂枝甘草龙骨牡蛎汤和桂枝去芍药加蜀漆龙骨牡蛎汤三方，所针对的病症均为误下或误治所致的津液损伤之证，却不用养阴增液之品，曾久思不得其解。后经反复思考和临床验证，才悟出此类病症因误下误治，表里阴阳之气俱已乖逆，若再用阴柔之品，必致郁滞不和，反生他变，为此仲景配置不同剂量的龙骨、牡蛎以收散乱之阳气，而以其他药物调和、镇慑之，则气和而津液自生。

他在探索急性病和慢性病的诊治规律时发现，急性病起病急、病程短、病情重、变化快，必须当机立断，施以重剂，以求速效，决不可缓剂拖延。有一上行性脊髓炎患者，两天之间，自主呼吸消失，仅靠人工呼吸机维持。王国三以其呈现阳明腑实证，急用大承气汤大剂频服，两剂后自主呼吸恢复。而慢性病病情复杂，病程长久，正气已虚，变化缓慢，难收速效，则宜缓调，不能性急。有一长达30年的慢性胃肠炎患者，骨瘦如柴，日食不足二两，王国三用小剂资生汤调理年余而愈。

王国三不仅勤学医书，而且虚怀若谷，以能者为师，经常与同道交流探讨、咨询请教。有一次偶遇一位农村医生，自谓有治疗妇女白带频下的验方，当即躬身请教，得方剂：煅龙骨、煅牡蛎、海螵蛸、焦白术、芡实各30克，研细末每服10克，日服3次。后以此方治疗子宫颈癌两例均获良效，患者至今健在。他在北京全国中医研究班学习时，就腹水的治疗，向方药中教授请教，方教授授以苍牛防己汤，后临床证实疗效果佳。

近年来，鉴于冠心病发病日增的趋势，王国三致力于治疗此病的研究探索，他以中医辨证论治的理论为指导，参以西医的辨病方法，研制出了心气虚损型冠心病的治疗方剂——补心合剂，经临床验证，总有效率达92.15%。同时，为探讨慢性肾衰的中医疗法，王国三在临床实践中创制了内服“复肾汤”加中药灌肠法，也取得了比较满意的疗效，有效率达 68%。

王国三将自己的全部热情和精力投入了祖国的中医事业，学养深厚在于勤奋，成果丰硕在于敬业，医术精湛在于探索。为了人民的健康，他五十年如一日，勤勤恳恳，如今这位年逾古稀的全国著名老中医，仍在临床第一线，满腔热情地为群众医伤治病，不仅为我们提供了中医理论与医疗实践相结合的丰富宝贵的临床经验，而且树立了以治病救人为己任，以继承和发扬中医事业为终生志愿的医务人员的良好形象。

专病论治

冠 心 病

冠心病是中、老年人的常见病、多发病。严重危害着人类的身体健康，已引起国内外医学界的重视。中西医结合的治疗研究，已发现一些可喜的苗头，取得了比较满意的效果。但要真正解决问题，还有待广大中西医人员共同努力。

一、冠心病的概述

冠心病是冠状动脉粥样硬化性心脏病，构成这种病的基础，有血液流变学的改变，有血管形态学的改变，有血液生理性质的改变。我国古代医学文献有胸痹、真心痛、厥心痛、瘀血心痛等记载。从对症状的描述来看，与现在的冠心病、心肌梗死极为相似。如《素问·藏气法时论》说："心病者，胸中痛，胁支满，胁下痛，膺背肩胛间痛，两臂内痛。"

《灵枢·邪气藏府病形》说："心脉微急，为心痛引背，食不下。"宋代《类证活人书》说："包络之痛，痛于两乳之中。"这些记载和冠心病心绞痛的疼痛部位和疼痛放射很类似。汉代张仲景在《金匮要略》一书中，有一篇专门论述胸痹心痛短气，如"胸痹之病，喘息咳唾，胸背痛，短气"，"胸痹不得卧，心痛彻背，背痛彻心"。说明古代医学家对绞痛的程度也有比较细致的观察。唐代孙思邈在《千金方》中说的"绞痛如刺"，宋代《圣济总录》指出的"胸膺两乳间刺痛"都形象地描绘出了心绞痛的特点。从文献记载看，对心肌梗死的临床表现、病情发展及预后也有一定认识。《灵枢·厥病》说："真心痛，手足青至节，心痛甚，旦发夕死，夕发旦死。"告诉我们，心肌梗死时，心前区剧痛，手脚青冷过膝肘，会很快死亡。《素问·平人气象论》指出："脉绝不至曰死，乍疏乍数曰死。"《素问·三部九候论》也指出："参伍不调者病……中部乍疏乍数者死。"说明古代医学家认识到这种病出现心律失常是一种危险预兆，是病情继续恶化的表现，而且如果不及时正确处理，会很快死亡。在治疗上，张仲景治胸痹心痛用栝楼薤白白酒汤、栝蒌薤白半夏汤、乌头赤石脂丸、九痛丸等。王肯堂在《证治准绳》中指出，治死血作梗的心痛，用化死血方。

以上都是古代医学家给我们留下的宝贵遗产，是我们治疗研究冠心病、心肌梗死的可贵的参考资料，事实证明，有很高价值，有待我们进一步研究整理提高。

二、冠心病的病因病机

冠心病的病位在心，因心主血脉，所以与血与脉有密切关系。正常人血液在脉管中运行，主要靠心脏的推动，这种功能谓之“心气”“心阳”或“心的气阳”，心的气阳是人的生命的根本。心的气阳正常，人即安和无恙，心的气阳不足甚至消失，生命就受到威胁或消亡，所以心阳不能为阴邪所干扰；又心居胸中，胸为清阳之府，不能为阴邪所窃踞，否则就会造成脏器虚损，阴阳气血失调。此时，若再加七情内伤，或寒邪入经或恣食膏粱厚味，势必造成心血脉的病变——血循环障碍和血液生理性质的改变。具体表现在：冠状动脉粥样硬化斑块，冠状动脉血栓形成，微循环障碍，高脂血症，高凝血症，红细胞黏稠性增大，以及电泳速度减慢，血小板聚集及其黏附性增大等病理解剖及病理生理方面的变化。从古代文献中可以看出，当时医学家因限于条件，虽然不可能把病机讲得像现在这么清楚，但是，他们的观察的确也费了一番工夫，提出的理论有不少与现在的病理生理暗合。在七情方面，《素问·举痛论》说：“悲则心系急……上焦不通，荣卫不散，热气在中，故气消矣。”《诸病源候论》说：“思虑烦多则损心，心虚故邪乘之，邪积而不去，则时害饮食，心里愊愊如满，蕴蕴而痛，是谓之心痹。”在医疗实践中经常发现，不少冠心病患者，是由于工作繁忙，精神长期处于紧张状态，或长期心情抑郁，心气损伤，血流缓慢，红细胞黏稠性增大，血小板聚集于冠脉而得，或已患冠心病，常因心情不舒畅而心系紧急，冠脉痉挛缺血缺氧而诱发心绞痛。又怒伤肝，恐伤肾，怒则气上，恐则气乱，气首先不能循常规运行而郁结，久必化热伤阴致成肝肾阴虚，肝阳偏亢，阳亢津伤，络脉失养，最后必导致心脉痹阻不通。临床上常看到高血压病因血流动力学的改变，血管内膜损伤，血细胞积聚，形成冠脉瘀血斑块，管腔变小，影响血氧供给。在寒邪方面，《素问·举痛论》指出：“经脉流行不止，环周不休，寒气入经而稽迟，泣而不行，客于脉外则血少，客于脉中则气不通，故卒然而痛。”张景岳说：“寒则凝滞，凝滞则气逆，气逆则痛胀由生。”正常人血液在经脉中，按其速度运行不止，如心气损伤，寒邪乘虚侵入经脉，血液则要发生流变性的改变。因为血液是“非牛顿液”，与其他液体不同，其他液体如水液是牛顿液，不管流速如何，其黏度不变。而血液则不然，随着流速的改变而改变，流速越快，红细胞、血小板越聚集，血液黏度上升，容易造成血液循环及微循环障碍。所以寒邪入侵经脉，可以造成一系列病理变化，且寒凝则气不通，气不通则必然心经疼痛。在痰湿方面，《类证活人书》说：“痰涎停伏，窒碍不通而痛。”张仲景在《金匮要略》胸痹心痛短气一篇中重点论述了胸中停痰留饮之为患，胸居阳位，不能为阴邪所干，而痰湿恰为阴邪，所以，一旦痰湿壅盛，弥漫胸中，就要出现胸阳被戕，心阳受损的阴阳平衡失调现象，此时心脉为痰湿所踞，必然窒碍不通而痛。过食膏粱厚味之人，体质多肥胖，而肥胖则多痰湿。经常过量喝酒的人，容易损伤脾胃，使水湿不能运化吸收，被煎熬而为痰湿，所以古有“酒家多湿”之说。两者危害之烈，在心血管病的医疗实践当中，经常可以看到。恣食过量的膏粱厚味，实质是摄取过多的含高胆固醇的食物，使血液中类脂质过高，血液发生生理性质的改变，心血管受到侵蚀而发病。在瘀血方面，前面谈到的病因，都可能使血行失度、血脉不通、血流不畅、血不归经，造成瘀血的病机，导致瘀血的结果。但瘀血又可作为一种病因引起多种疾病。所以瘀血既是一种病理产物，也是一种致病因素。从古代医学文献中类似冠心病的描述看，有的两者内容都有。如《素问·举痛论》说：“寒气滞留，炅气从上，则脉充大而血气乱，故痛甚不可按也。”这里有致成瘀血的病因，有产生瘀血的病理，也有因瘀血造成的临床表现。也有的只作为病因提出，如《类证活人书》说的“瘀血留滞，胸中隐隐痞痛”，《古今医鉴》说的“素有顽痰死血”等，指出了瘀血阻塞心脉而发生的病变。不论指出其为病因或病机或兼而有之，都是强调在心、血、脉的病变过程中瘀血的决定作用。现已研究证明，中医学中的血瘀与西医学的微循环异常、管襻明显迂曲、扭转、弛张、枝生与异形；管襻周围有出血点；血液混悬不匀，血球聚集，血流缓慢、停滞、栓塞等有关。在瘀血斑块形成过程中，有血小板黏附在血管内膜损伤的表面，血小板聚集并扩大，血小板栓塞和纤维蛋白的形成，两者交联在一起。

从以上对病因、病机的简短叙述，可以看出，致成本病的原因，绝不是单一的孤立的。在发展过程中，种种矛盾错综复杂地交织在一起。七情固可使心脉发病，寒邪、痰湿、瘀血也可使心脉发病，肝肾损伤，甚至脾肺虚弱都可致成冠心病。在冠心病的整个发展过程中，通过实践观察，早期多为心气虚弱，中期多为阴血损伤，后期则为阴阳气血俱伤。其病因、病机虽然错综复杂，但总是心气阳或心阴受损，亦即内因为本。痰湿瘀血虽能促进病情发展但为标，所以冠心病是本虚标实之证。最后必定以瘀血斑块形成，经脉不通，构成冠心病的共同病理基础。

三、冠心病的辨证分型

前边谈到冠心病的病因病机，从整个发病过程中可以看出，各种原因造成的冠脉瘀血斑块阻塞，是本病的共性或普遍性。临床治病，只掌握疾病的共性或普遍性是远远不够的。还必须掌握它的个性或特殊性。正如毛主席在《矛盾论》中指出："如果不研究矛盾的特殊性，就无从确定一事物不同于它事物的特殊的本质，就无从发现事物运动发展的特殊的原因，或特殊的根据，也就无从辨别事物，无从区分科学研究的领域。"所以应该进一步研究分型，找出它的个性或特殊性。当然每一个类型之中的病例还有差别，但不能因此搞得过于庞杂。目前看，各地分型的依据不同，有的依病因分，有的依病机分，有的依症状特点分。虽各有依据，但都不能反映冠心病的全貌。也有的以阴阳虚实盛衰分型，阴阳这个概念，虽然概括性强，但有失于笼统之憾。分型的目的是便于认识疾病的规律，掌握疾病的特点，为诊断和治疗提供依据，从而取得进一步的疗效。所以正确分型是治疗中的一个重要环节。根据过去的临床实践，我认为依治疗原则分类型，既能包括病因、病机，又可以包括症状特点；既不过于庞杂，又不至于笼统；既反映了中医学的辩证统一观点，又反映了治疗的原则性和灵活性，更近于合理，更有优越性。可使冠心病分型更符合客观规律，更有利于诊断和治疗。我试图分为补心安神类、滋肾镇肝类、宣痹通阳类、活血化瘀类、温经益气类五种类型。

（一）补心安神类（多用于冠心病合并心律失常）

气为血帅，血随气行，当心气不足，不能推动血液在经脉中正常运行时，就要出现经脉阻塞，搏动不能连续的现象（结、代脉）。必胸闷痛、气短、无力。心藏神，心气损伤则神不安，故出现心悸、失眠、多梦、不安、心烦等，舌体稍胖，舌质略淡，舌苔薄白润，脉象细缓无力或结代，若心气虚弱日久，火不生土，导致心脾两虚时，除上述症状外，还有食欲不振、腹胀畏冷、便溏等。

（二）滋肾镇肝类（多用于冠心病合并高血压）

肝肾损伤，阴液不足，肾水不能涵养肝木，肝阳上亢，阳亢津伤，络脉失养，阻滞不通，必胸闷痛或刺痛，头晕痛，手足心热，烦躁易怒，口干，目涩，肢体发麻，舌质红或绛，舌苔白或薄黄或光剥，脉弦或弦数有力。若肾阴不足，肾水不能上济于心，心火不能下交于肾，合并心肾不交时，还有失眠、多梦、心悸、溲赤、便干等症。

（三）宣痹通阳类（多用于冠心病合并心脑动脉硬化）

脾肺损伤，水湿的运化与气化功能失调，或恣食膏粱厚味，痰浊内生，窃踞胸中，胸阳被扰，心阳受干，经脉不通，必胸闷或闷痛，心慌气短，夜寐不安，肢体麻木，下肢浮肿，食欲不振，口干不思饮，便溏或干，舌苔白厚或腻，脉沉滑。若脾肺损伤导致元气不足时，必以胸闷，心悸，短气不足以息，全身无力为主，必舌体胖边有齿痕，舌质淡，舌苔薄白，脉虚缓无力。

（四）活血化瘀类（多用于冠心病合并动脉硬化）

多种病因均可导致血瘀，而血瘀必导致气滞，气滞血瘀又可造成经脉阻塞不通。故其主症必胸中引痛、绞痛如刺，或出现放射性痛。舌质多紫暗或绛或有瘀斑，舌苔薄白或薄黄润，也有的黄燥，脉沉涩或弦涩或弦数有力。

（五）温经益气类（多用于心肌梗死或合并休克）

元阳素虚，心气不足，无力推动血液运行，经脉闭阻。必心前区刺痛，胸闷憋气，心悸怔忡，烦躁不安，四肢末端不温，面白无华，舌体多胖，边有齿痕，舌质淡或微暗，舌苔薄白润，脉虚大无力或虚缓。甚或心阳为阴邪所戕伐，致心阳式微，经脉不温，血凝脉阻不通。必心前区剧烈疼痛，胸闷憋气，怵惕不安，面白，冷汗，四肢厥逆，烦躁欲死，舌体小，舌质绛紫或嫩红有瘀斑，舌苔薄白，脉沉迟或沉细无力。

四、冠心病的治疗用方

临床研究治疗冠心病，除了认识疾病规律，掌握疾病特点以外，就是正确运用方药，使已经损伤破坏的心、血、脉，得到修复。这方面，近年来国外有人提出，动脉粥样硬化是可逆的，是能够修复的。这的确是心血管患者的一个佳音。但这个修复是需要条件的。临床医生手中的方剂药物，应该是其中重要或比较重要的条件之一。这些方药如何准确地使用，是临床医生必须认真研究和掌握的，也是冠心病治疗成败的关键。首先要注意，冠心病在其整个发展过程中，虽然病情千变万化，但贯彻始终的矛盾是本虚标实。还应当注意，冠心病发展过程中每个阶段的矛盾，早期以心气虚弱为主，中期以阴血损伤为主，后期则属阴阳气血俱伤。掌握这些矛盾特点，是正确运用方药原则的前提，是防止逐邪伤正、扶正助邪的依据。这方面过去是有过教训有过亲身感受的。1976 年以前因受活血化瘀风的影响，认为冠心病皆瘀，所以用活血化瘀去治疗一切病。1976 年在《新医学》第 8 期发表的活血化瘀治疗冠心病的文章，就是这个观点，现在看，这种观点有很大的片面性，就文章的疗效统计看，无效的一部分病例显然没有活血化瘀的适应证，所以冠心病都有瘀血，活血化瘀统治一切冠心病的观点是不全面的。就我看来，这种观点也经不起我自身的检验。我有冠心病，无瘀血表现，每用活血化瘀药则难受，用补心安神后取效。因为冠心病在其发展过程中的矛盾是错综复杂的，就冠脉瘀血形成，经脉不通来讲，这个病变的产生，病因是多方面的。前面谈过，思虑烦多、悲哀、郁怒，寒邪、痰湿、瘀血及肝肾损伤，甚至脾肺虚弱，都可能导致本病的发生。前者虽然属于精神因素，但也有物质基础。我们说这些病因是不同质的，所造成的病变，从现象上看，似乎是一样，即冠状动脉瘀血斑块粥样硬化。但我们可以肯定这种瘀血斑块也是不同质的。毛主席在《矛盾论》中指出：不同质的矛盾，只有用不同的方法才能解决。所以我们要辨证治疗，用不同质的方剂、药物去解决不同质的病因所造成的不同质的冠状动脉硬化。所谓不同质的方剂、药物，其成分及作用机制为何，虽有待进一步研究，但其临床疗效，已为长期医疗实践所证实。因此，我们必须更详细地占有资料，严格掌握疾病过程中的共性与个性和阶段的矛盾特点，严格掌握方药的应用规律、标准，辨证加减，争取在冠心病的疗效上取得新的进展。

1. 补心安神法

方药：补心气汤（《止园医话》方）

党参　黄芪　当归　熟地　桂圆肉　酸枣仁　石菖蒲　牡蛎　龙骨

作用：主要为补养心气之不足，兼以安神镇静。其中归、地本为阴药，乃取景岳善补阳者，当于阴中求阳的阴阳互根的道理。又心为血脏，气阳不足，久必及血。故补心安神兼以养血，使阴阳平调，则能推动气血正常运行。有人报道，参、芪等补气药，能提高机体抗病能力，增强免疫力，能增强心肌收缩力，增加心肌糖原和核糖核酸含量，改善缺血心肌的合成代谢作用。还能降低心肌的耗氧量，提高心肌对缺血的耐受性，并有扩张冠脉，增加冠脉血流量的作用。

加减：胸闷憋气者加枳壳，胸痛较重者加元胡、郁金，心中烦热者加栀子，食欲不振者加砂仁、香橼，食后胃脘结滞者加焦三仙、莱菔子，舌苔白厚者加佩兰叶、藿香叶，舌苔厚腻者加苍术，舌苔薄白微黄者加枳壳少量，舌苔老黄口干者加黄芩，舌质有瘀斑者加红花或水蛭。若心虚气郁化热伤及心阴致舌红者（结代脉必增多），加生脉散或苦参。若心虚及脾，导致心脾两虚时加二陈汤，腹胀气者加大腹皮。安神镇静药的用量，要根据患者的失眠程度和对药物的耐受性而定，以防止量不足无效，过量又造成嗜睡或头晕。在服药的时间上，要依失眠的时间及患者体质而定。

2. 滋肾镇肝法

方药：建瓴汤（《医学衷中参西录》方）加减

生地　白芍　女贞子　寸冬　龙骨　怀牛膝

作用：滋养耗伤之肾阴，镇亢上之肝阳，使阴阳相济而致和平，阴津充盛，经脉得其荣养修复，阻滞自通。有人研究证明：滋阴药有扩张冠脉，增加冠脉血流量，增加血管通透性，降低血液黏度，提高耐缺氧能力，抗垂体后叶素致心肌缺血及降压，降低血糖增加糖原，降低甘油三酯等多方面的作用。

加减：眩晕较甚者加夏枯草或龙胆草，心中热烦渴者加生石膏，项强者加葛根，舌红无苔者酌加养阴药元参、天花粉等，舌质紫或有瘀斑者加红花或水蛭，胸闷痛者加元胡、枳壳，心前区刺痛者加元胡、红花，脉弦硬，血压持续不降者加生石蟹、川石斛，失眠多梦者加酸枣仁、石菖蒲、远志。

3. 宣痹通阳法

方药：栝楼薤白半夏汤（《金匮要略》方）加减

瓜蒌　薤白　半夏　枳壳　茯苓　桂枝　陈皮

作用：消除窃踞胸中的痰湿，解散阴邪对胸阳的干扰，恢复心阳推动气血运行于经脉的正常功能。瓜蒌寒润，涤痰镇痛，半夏温燥，燥湿祛痰，一寒一温一润一燥，互相监制，共奏祛痰之效。薤白辛通力强，适助蒌、半以逐阴邪。古有“心病者宜食薤”的记载。且瓜蒌为薤白、半夏所制，瓜蒌就无助阴之弊。苓、桂、壳、陈为渗湿、温阳、调理气机之品，均可助前药，逐痰浊以通经脉。有人通过治疗痰浊，有效地控制心律失常推论：除湿祛痰药，有抗心律失常作用，又有降脂抗凝之功。

加减：头昏重痛者加钩藤，胸闷者加远志、枳壳；胸痛者加白芥子、元胡；失眠者加合欢花、夜交藤；多梦者加石菖蒲、远志；肢体麻木者加丝瓜络、地龙；舌质有瘀斑者加红花、水蛭；咳吐多量白色稀痰，后背冷者，加干姜、附子；若肺脾虚损导致元气不足用栝楼薤白半夏汤加保元汤。对痰湿的治疗古有“治痰者，不治痰而治气，气顺则一身津液亦随之而顺”的论点。所以临床上注意气机的调理，注意气药的正确使用，是很重要的。

4. 活血化瘀法

方药：冠心Ⅱ号（北京冠心病协作区方）

丹参　红花　赤芍　川芎　降香

作用：疏通气血，令其条达，从而消除瘀血斑块，通畅阻塞的经脉，使之有更好的血运。研究证明：冠心Ⅱ号具有改善血液流变导致的血液黏度异常，纠正血液循环和微循环障碍，增加血流量的作用，而各药有不同作用。如扩张血管或解除血管痉挛的作用；对血小板有解聚作用；有提高机体耐缺氧能力的作用或降低心肌耗氧量的作用，有改善血管通透性的作用；对垂体后叶素引起的急性心肌缺血有对抗作用；有增强心肌收缩力的作用；有提高红细胞表面电荷，使之不易聚集的作用；有增强人体血液内纤维蛋白溶解活性或降低纤维蛋白稳定因子活性的作用；有降低血中脂蛋白、γ免疫球蛋白和皮质醇的作用。

从此可以看出：活血化瘀药的作用，有共性也有个性。而个性是共性的基础，共性是个性的集中表现。事实说明，冠心Ⅱ号复方的疗效，比其中单一药物的疗效优越得多。

加减：心前区绞痛如刺者加元胡、郁金，血瘀气滞化热伤阴舌红者加生地、麦冬，头痛项强者加葛根，心痛放射至肩亦痛者加片姜黄，烦躁失眠者加酸枣仁、知母，胸闷舌苔白厚腻者加瓜蒌、薤白、半夏，胸闷舌苔薄白润者加枳壳、陈皮。

5. 益气温经法

方药：保元汤（《博爱心鉴》方）加减

黄芪　党参　桂枝　炙甘草　当归　丹参　元胡　陈皮

作用：补养虚损之元阳，恢复耗伤之阴气，温通痹阻之经脉，使血液按常道运行。益气温经药，从宏观看，也具有改善血液流变性与血液黏度异常，纠正血液循环和微循环障碍，增加血流量的作用。这也为祖国医学的“同病异治”“异病同治”原则，提供了理论和药理学方面的依据。

加减：短气胸闷力不能支者加人参，失眠多梦者加酸枣仁、远志、石菖蒲，胸闷心烦者加枳壳、栀子少量，胸闷甚者加乳香、没药（饭后服，以防害胃泛恶），舌质紫暗或有瘀斑者加红花、水蛭，若阳虚气郁，化热伤阴舌红者，或出现脉结代者加生脉散，若心阳式微，经脉不温，四肢逆冷者加四逆汤。

运用中医药治疗冠心病，疗效是肯定的，这一点，我国是独特的，因此越显得祖国医学遗产的可贵，越显示出中西医结合在世界医学之林中的优越性和继承发扬任务的重要性。我这里谈了中医治疗冠心病的理论和方药，尤其在分类上，按治疗原则分，还是一个尝试，比其他分类法是否有较大的优越性，或更近乎合理，也有待于同人实践的检验。

附：补法治疗老年冠心病经验

冠心病属中医学胸痹、胸痛、真心痛等的范畴，王国三老师从医数十年，学识渊博，医术精湛，擅长诊治内科杂症，尤专于冠心病的探索与研究。他根据老年生理、病理与冠心病本虚为主，亦常因虚致实，而又恒多兼证的特点，遵“虚者补之，损者益之，形不足者温之以气，精不足者补之以味”之旨，以补虚固本为主，并注重心肾并治及其所夹实邪的处理，疗效满意。今将王老治疗老年冠心病以补为主的行之有效的一套方法，总结报告如下。

1. 益气温阳法

用治老年冠心病胸痛而属心之气阳两虚者，其中气虚明显者，用补心气之党参、黄芪、炙甘草，重者用人参，王老师在补心气中重用炙甘草15克，不因有胸闷而畏其“甘能助满”，凡舌净者皆可重用。而以心阳虚为主者，则用红参、附子、肉桂，并加干姜、细辛以增强温阳通脉之力，如现背寒如沐冰者，多缘肾督阳虚，王老师常用鹿茸，并推崇此味，以其有温补肾督，而兼通脉之功，能复正虚。

如患者王某，女，62岁，干部，1991年5月6日就诊。患者确诊为冠心病已3年，心前区闷痛阵作，但不甚剧，自汗短气，动则尤甚，形寒怕冷，四肢欠温，腰脊膝酸软，舌质黯红苔薄，脉沉细无力，心电图提示：冠状动脉供血不足，辨证为心肾阳虚，气虚血瘀，治以补心肾，益气通络，处以党参10克，寸冬10克，五味子6克，巴戟天、补骨脂、仙灵脾各10克，鹿角、当归各10克，黄芪30克。按其法，本其方，加减化裁，调治两月，正胜邪去，气旺阳回，阴血生化有源，心得温照濡养而日趋康复。

2. 益气养阴法

用治老年冠心病气阴两虚者，胸闷而痛或肩背痛，心悸怔忡，舌质红，无苔或苔薄少津，脉细数，以生脉散加味，若心气虚偏重者，加人参、炙甘草，自汗多者重用黄芪加白芍，心阴虚偏重者加元参、生地等，生脉散中五味子一药味酸敛阴，王老师针对有因胸闷而惧用现象，指出凡阴不足胸闷者，用之最当，唯逢有热象，或兼痰浊者，方须避免使用。

如患者张某，男，65岁，干部，1990年12月22日就诊，患者有冠心病史2年余，近两月心悸气短，胸闷懒言，失眠多梦，舌质黯红，脉细数结代，心电图提示：完全性左束支传导阻滞，频发室早，T波低平。辨证为气阴两虚，心脉痹阻，治以益气养阴，佐以活血化瘀，宗生脉散、炙甘草汤、血府逐瘀汤之意化裁：党参18克，寸冬10克，五味子6克，桂圆肉、当归、熟地、元胡各10克，丹参20克，川楝子15克，仙鹤草60克，炙甘草15克，焦三仙各27克，服药20剂后诸症大减，遂以原方加减继服30剂，心悸、胸闷消失，心律规则，供血复常，唯左束支传导阻滞仍存，随访两个月，病情稳定。

3. 阴阳并调法

高年久罹胸痹，每多阴阳互损，非阴阳并调不效，症见心前区闷痛，心悸气短，畏寒腰酸，五心烦热。阴损及阳轻症，王老师宗炙甘草汤意，以阳中求阴，阳虚及阴轻症，在温阳方中加沙参、麦冬、石斛，重症用生熟地、山萸肉、首乌等，阴中求阳，养阴配阳，俾阴阳相济，而心脉得养。

如患者刘某，女，65岁，1991年1月25日就诊，患冠心病5年余，胸痛气短，畏寒肢冷，腰膝酸软，五心烦热，眩晕健忘，小便频数，舌质淡，苔白，脉沉细，心电图提示：冠状动脉供血不足，辨证为阴阳两虚，不通则痛，方用：人参10克，熟地10克，麦冬、肉苁蓉、巴戟天、山萸肉各10克，五味子6克，群药相合，阴阳并补，加减共服30余剂，诸症悉除。

4. 补肾填精法

用治老年冠心病，肾精不足之胸痛患者，该类患者病情顽固，病程冗长，临床既有肾精不足之象，又有心之气血亏虚之候，皆因精不化血，精不生气所致，除胸闷外，常见眩晕耳鸣，腰膝酸软，舌淡，脉沉细，治以补肾精为主，参以养心血，益心气，常用左右归丸等滋阴益肾之品，养心血益心气调补气血，则可分别选用当归补心血汤、归脾汤或参芪四君子汤等，这类药物大都有不同程度的降血脂、抗动脉硬化、抗衰老、益智宁心的作用，亦收精化血，精气互生之功。

5. 培补中气法

老年冠心病之心气不足，常与脾胃虚弱有关，因后天化源不足，而心之气血乏于充养，该类患者有胸痛，体倦无力等脾胃虚弱之象，王老师据“药食之人，必先脾胃，而后五脏得禀其气”的理论，以培补中气法治之，根据脾胃虚弱、脾失健运、脾阴不足、中气下陷等不同见证，分别用补脾气（用参苓白术散）、运脾胃（用枳术丸）、补脾阴（用资生丸），以及生补中气（用补中益气汤）等法，同时加用补血之品，助气血生化而养心脉。

老年冠心病本虚证多见互损，又常因用药偏执一方促其形成。故王老师强调补养之剂宜选用精当，其一，补虚要避免过用凉润，尤慎用苦寒，倘阴虚之甚，须寒凉滋补，则宜佐温热，但应慎用辛燥；阳虚之甚，须补以辛热，则宜略佐凉润。此皆临证制其所偏而为也。其二，在治疗中要注意互损先兆，及时用药以防微杜渐，如舌红转淡，宜减凉润，苔白转干，当免过温。其三，凡须久服者，补心阴中宜酌加益心气、温心阳之品（黄芪、甘草、桂枝等），温心阳中宜配用养心阴之品（麦冬、沙参、玉竹等），既可阴阳互济，又可防偏盛之害。

人之病症常非单一独见，亦非固定不移，应当考虑病之纯或杂，合或并，而确立两法合用，或主以治本，兼以治标。虽然老人体质多属阴虚或阴虚阳郁，而阳虚者，亦有所见，阴阳两虚者亦非绝无。临证需要仔细诊察鉴别，勿枉勿漏，权衡本虚标实孰多孰少，及扶正与祛邪药之轻重，或以补虚为主，或以攻补兼施，应审因论治，庶免蹈虚虚实实之诫。

心 肌 炎

心肌炎是常见病之一，对人身体健康危害较大，目前尚无满意的治疗方药。我运用通痹饮治疗心肌炎百余例均取得满意疗效。

一、通痹饮组成及加减法

1. 通痹饮组成 人参、麦冬、五味子、柏子仁、龙眼肉、茜草、延胡索、板蓝根、大青叶。

水煎服，每日一剂，30 天为一疗程。

2. 加减法 胸部刺痛，舌有瘀斑者，加赤芍、丹皮；胸闷如窒，痰多苔腻者，加瓜蒌、薤白、半夏；心悸盗汗，舌红少苔者，加生地、白芍；心动悸，脉结代者，加炙甘草、仙鹤草。

二、病案举例

夏某，女，8 岁，学生，1994 年 5 月 8 日来诊。

胸闷时痛，短气无力，面色黯灰，食欲不思，长期低热，体温在 37.1 ～ 37.8℃之间。

一年前，时值初秋，感受寒凉，恶寒发热，体温 38.4℃，咳嗽气促，胸闷时痛，心悸无力，当地医院检查：白细胞 10×10^9/L，中性 0.79；谷丙转氨酶 60u/L；乳酸脱氢酶 600u/L。心电图：ST–T Ⅱ Ⅲ avF 下移，T 波低平。诊断为急性心肌炎，曾用三磷酸腺苷、辅酶 A 静点，口服维生素 C 片、肌苷片等，两周后，表证尽除，咳嗽已去，体温降至 37.5℃，他症同前。如此间断用药半年，病未再减，因而延余诊治。

除胸闷痛，气短乏力，不思饮食，低热，面色无华外，舌质黯红，苔薄白少津，脉沉细而数。心肌酶已恢复到正常范围，心电图大致同前。病邪已久，毒热日深，耗伤精血，心之气阴两伤。治当益气生津，化瘀止痛，通痹解毒，用通痹饮治之。

处方：人参8克，麦冬10克，五味子6克，柏子仁10克，龙眼肉10克，茜草10克，延胡索10克，板蓝根24克，大青叶18克，焦三仙各6克。

水煎分早、午、晚三次服。

上方服药一月，诸症大减，面色见活，精力渐旺，胸痛不著，食欲好转，体温降至37.3℃，舌脉略有改善。前药有效，效不更方。因此，上方不作大的更动，按加减法稍稍调整，服药5月，体质渐复，面色红润，胸痛未作，食欲良好，舌转红淡，苔薄白润，脉沉缓，体温正常。惟活动多时，偶感胸闷气短。心电图ST-T Ⅱ Ⅲ avF恢复到正常范围。

时值深秋，虽诸症均除，但终为大病之后，故拟前方加黄芪15克、白术8克、防风3克，间断煎服。一则巩固既得疗效，二可预防感冒，防止旧病复发。如此追踪观察一年，病未再作。且已开始小学学习。

三、讨论体会

心肌炎和自然界其他事物一样，发病、临床表现、病情变化和转归，都是按照它的固有规律发展变化的。发病之初，多有温邪热毒袭扰于肺，因而发热咳嗽，但不久，心脏受损的外在表现，如胸闷痛、心悸、短气，甚则脉结代等，即形诸于临床。叶天士所论之“温邪上受，首先犯肺，逆传心包”，与心肌炎病变过程相类似。

温邪毒热蕴蓄于内，久则损及心脏，耗伤心气，灼伤心阴，使心的阴阳俱受其害。我们收治的126例患者中，发病规律、临床表现极为相似。因此，益心气，养心阴，清热解毒，行瘀通痹，是治疗之上法，并取得了93.6%的良好疗效。通痹饮药虽九味，可阴阳共治，标本同调。按其作用，应分三组。板蓝根、大青叶，入心、肺两经，清热解毒，逐除温邪。《本草纲目》谓："大青叶、板蓝根能解心胃热毒，不特治伤寒也。"通痹饮中两药的用量最大，是治疗本病的重要药物。温邪毒热蕴蓄于内，必然耗伤心气，损及心阴，致使心的气阴不足。而人参、龙眼肉、柏子仁、麦门冬、五味子是补心气，养心血，益心阴的首选药物。人参，《本经》谓其能"补五脏，安精神，定魂魄，止惊悸"。可见本品的强心作用，早为古人所肯定。喻嘉言说："伤寒宜用人参，其辨不可不明，若人受外感之邪，必先汗以驱之。惟元气壮者，外邪始乘药势以出。若素弱之人，药虽外行，气从中馁，必用人参入表药中，少助元气以驱邪为主。邪气得药，一涌而出。"此处人参之妙，全在助气驱邪。龙眼肉能补心脾气血。黄宫绣云："龙眼肉润气尤多，于补气之中，又更存有补血之力。"故心肌炎患者，应用此药，恰到好处。《本草求真》说："柏子仁专入心养心血，可以益血则神守，可以守神而定智，可以通窍而入心。究之止属心药耳。"故于此病卓有良效。麦门冬甘寒柔润，润肺滋阴，黄宫绣谓："麦门冬气禀清肃，能于心中除烦。"五味子酸温，敛肺生津，收敛耗散之气。两药与人参为伍，共为益气生津之生脉饮。东垣曰："人参甘寒，泻火热而益元气；麦冬苦寒，滋燥金而清水源；五味子酸温，泻丙火而补庚金"。

心为血脏，毒邪侵犯，必气血逆乱，致血中气滞，气中血滞。脉络不通，痛必接踵而至。茜草味酸咸寒，入心使血走泄，瘀血下行，心脉自通，其痛自止。于此延胡索尤为首选，以其专入心经，可行血中气滞，气中血滞，黄宫绣谓其能"理一身上下诸痛"。与咸寒行瘀之茜草相配，一寒一温，逐瘀泄血，恰到好处，为通痹饮中不可或缺的药物。

通痹饮一为大剂清热解毒治其标；一为行血逐瘀祛其邪；一为补气养阴，守神而定智。于温邪毒热蕴蓄于心的心肌炎，此方治病可谓丝丝入扣，因而能取得满意的疗效。

高血压病

在临床中对脾元亏虚，痰浊郁阻，肝血不足所致之高血压病，我用益气养血基本方加减进行治疗，取得了较好疗效。

一、益气养血基本方组成及加减法

1. 益气养血基本方 黄芪 15 克，台党参 18 克，白术 10 克，炙甘草 6 克，当归 10 克，白芍 10 克，牡蛎 24 克，龙骨 24 克。

2. 加减 气血虚弱，脉虚大无力，舌胖质淡者参、芪量可加至 30 克；大便溏泄者加茯苓；腹畏冷者加干姜；便脓血、后重者加白头翁；腹胀气者加大腹皮或木香；食欲不振者加枳壳、砂仁；食已脘中结滞者加焦三仙、莱菔子；肢凉畏冷脉沉者加附子、桂枝；湿痰内盛者加二陈汤；头晕麻木者加僵蚕、钩藤；晕甚脉有力者加夏枯草；头晕项强者加葛根；头项痛者加蔓荆子或藁本；失眠多梦者加酸枣仁、远志、石菖蒲；舌苔黄燥口干者加黄芩；舌尖红心烦者加少量栀子；舌质红者加生地，舌质紫暗者加丹参，甚者加桃仁、红花；血压不降脉沉弦有力者龙、牡可加量，还可再加磁石、代赭石；血脂高者加草决明、生山楂。

对重症患者，早期适当配合复方降压片，症状稍缓则逐渐停药。我们发现许多患者，单用此药效不著，与中药配合服用，降压效果比较理想。

二、讨论与体会

1. 脾为源，肝为势 在我治疗的高血压病患者中，有脾胃病者占有很大比例。中气虚损在发病过程中起着重要作用。脾为后天之本，气血生化之源。但其运化功能，必得肝木条达之性加以疏泄，才能免其阴凝板滞，使生化无穷。而肝为刚脏，主升主动，以血为本，以气为用，又必须赖脾生化之血液以濡养，才能遂其条达之情，今脾元亏虚，生化失常，除肝失血养，疏泄无能，因而脾运不健，导致中气更虚之外，同时因肝血虚少，血气不能上荣，而出现头为之倾，目为之眩，神疲身倦，甚则肝风内动。脾元亏虚，脾运失健，气机被阻，水不化津而成痰浊。土气壅滞，肝血不足，肝气亦虚，气郁而旺，痰浊必挟肝热扰于上而眩晕。诸风掉眩，皆属于肝。前者为肝血虚少，血气不能上荣所生。后者为痰湿挟肝热上扰而成。两者都与肝有密切关系，而脾元亏虚，又是两者共同的病理基础。因此，本组病例的内在因素与外现性表现，当是脾为源而肝为势。

2. 重在益气养血 脾元亏虚，气血生化乏源，必致肝失血养；肝血不足，失其条达之性，疏泄无能，必致脾运失常。两者互相影响，互为因果。因此，本组病例之治疗，益气养血当为正法。参、芪、草东垣称为甘温三味，为益气健脾之上品。白术，黄宫绣谓既能燥湿实脾，复能缓脾生津，为脾脏补气第一要药也。当归、白芍为养血柔肝之良药。当归、黄芪（当归补血汤）是补气生血历经验证的有效方药，以有形之血，生于无形之气，当归为引，则从之而生新血。龙骨、牡蛎似为从权之药，实有重要作用。龙骨能引逆上之火，下归其宅，若与牡蛎同使，为治痰之神品。两药无论脾损肝虚，虚阳上越；或痰浊郁阻，挟肝热上扰，都卓有效用。庶能使脾元复，肝血盛，扰上之阳热潜降，诸症自平。

3. 随证选药恰合病情 随证选药，就是有是证则用是药，证去则药减。因此，都是从权药物。诸如中气虚损，浊气不降，气滞腹胀者，方可应用通破之药，当气通滞去，即应停用。否则，过用通破，反会损伤正气，脾胃更虚。元气亏虚，血运失调，因而出现舌质紫暗或瘀斑者，此为因虚致瘀。治疗中，为了行血化瘀，可从权使用丹参，或桃仁、红花等药物，但终应补气健脾为主，瘀去则减其药。古有久服破血药能令人厥的教训。苦寒药尤当慎重使用，以本病为脾胃虚损，气血衰微。临床之际，必须严格掌握，确有湿热者，芩、连、知、柏方可选用。有时出假热现象，又当加意区别。如白厚腻苔表面被有一层淡黄者，似为热象，而其实质为虚，病机为郁，不能作为湿热治疗，只加疏气药，调理气机，黄苔自去。若再误用苦寒克伐药物，必导致生机的进一步破坏。若阳热上盛，头目晕眩，夏枯草又为必用之品，其性味虽然苦寒，小其量，又在大队甘温药中，降阳热而无损正气。

从此可以看出，因脾元亏虚，而致痰浊郁阻，肝血不足类型的高血压病，治用益气养血，是临床研究中值得重视的法则。

肺结核

案 1. 李某，男性，50 岁，干部，1974 年 8 月 7 日初诊。

素患浸润型肺结核，经用链霉素、异烟肼等治疗，转为浸润静止期。两年前劳后发热，体温 38.2℃，午后尤甚，咳嗽吐白痰，量较多，痰中带血，食欲不振，大便稍溏，X 线胸片无明显变化，痰结核菌素试验阳性。多处医院检查，均诊断为支气管内膜结核。使用多种抗结核药物，有时症状稍减，但终未获效。因受长期疾病折磨，形体瘦削，精神疲惫，失眠多梦，五心烦热，故急请中医治疗。除上述症状外，舌体稍胖，舌苔薄白，舌尖红，脉象沉数无力。其证初为肺脾气虚，脉络损伤，继则心气亏虚，郁热内扰。因予清肺益气，养心安神法，以月华丸加减治之。

处方：党参 18 克，百部 30 克，寸冬 10 克，五味子 6 克，款冬花 10 克，紫菀 18 克，怀山药 15 克，酸枣仁 18 克，远志 8 克，焦栀子 5 克，水煎服。另白及末 6 克，分二次白米汤冲服。

二诊：患者述，服药 5 剂，即获显效。又服 15 剂，两年发热，20 日而愈。痰血消失，痰量亦减，渐能入睡。惟在食欲、大便方面尚无转机。脾胃为后天之本，肺金之母，当着意调理之，乃于前方加茯苓 15 克，焦三仙各 9 克，续服。

三诊：上方服 10 剂，体温巩固在正常范围，咳嗽减轻，痰量再减且质稠，食欲好转，大便成形，烦热渐去，睡眠渐佳但易醒。痰结核菌素试验转阴。邪势渐去，正气未复。故于前方去焦栀子加牡蛎15克，党参24克。嘱服15剂再诊。

四诊：发热月余未作，诸症尽除，精神转佳。然而久病积虚，一时难复，故用前方5倍量轧细面，炼蜜为丸9克重，早晚各服一丸，以巩固之。后此年余会面云：已恢复工作数月，多项检查，一切正常。

案2. 张某，女性，35岁，护士，1962年4月25日初诊。

咳嗽吐白色稀痰，痰量时多时少，有时痰中带血，午后发热，体温37.5～38.7℃，全身困乏，已年余。

素患肺部结核，一年前，因结核防治任务繁重，工作紧张，而感疲倦无力，午后低热，咳吐白痰。初以为患外感，治疗无效。X线胸片，除原有浸润型肺结核外，无新的变化。病情逐渐加重，体温持续在38℃以上，痰量增多，有时带血，反复检查，未能确定诊断。后体层摄片，发现支气管狭窄，远端支气管扩张。实验室检查：痰结核菌素试验阳性。诊断为支气管内膜结核。曾先后应用链霉素、异烟肼等未取得疗效。乃急请中医治疗。

精神不佳，食欲不振，发热口干，咳吐多量白痰，舌苔薄白，脉象沉虚稍数。脉证合参属肺气虚弱，肃降失常，痰涎壅盛，阴液内耗，嘱停用他药，予温肺祛痰，止咳生津法，以《千金翼方》泻肺散加减治之。

处方：百部30克，款冬花10克，紫菀18克，茯苓10克，苏子6克，麦冬10克，川贝10克，水煎服。

二诊：上方服5剂，热势大减，体温降至37.6℃，食欲渐增，咳嗽减轻，白痰渐稠量少，痰中血不减，精神愈感不佳，脉转虚缓。病久气伤，已损之络脉无力自复。乃于前方加党参15克，白及末6克分2次白米汤冲服。续服10剂再诊。

三诊：精神好转，纳佳，口干已去，咳少，痰量不多，血丝消失，体温正常，患者述，服药至10剂时，查痰结核菌转阴，自此后已无所苦。为求痊愈，嘱原方续进10剂，停药观察，并定期进行结核菌检查。多年来，终未复发。

【按】肺结核一病与中医的劳瘵一证极相类似，治疗上也颇有相同之处。近年来，有人用百部为主药治疗肺结核病，获得了良好效果。也有人在试管内证实："百部对人型结核杆菌，有完全的抑制作用"。古方中治疗劳瘵证，使用百部草者甚多。如《千金翼方》泻肺散、《外台秘要》治三十年咳方、《济生方》经效阿胶圆、《十药神书》保和汤等皆是。本草有百部草治传尸、骨蒸痨热的记载。按岳美中老中医强调之专病专药与辨证论治相结合的观点，百部草似为肺结核之专药。两案均以此为主药收效，再一次证实其实践意义。病和证是辩证关系，病是证的内在病理基础，证是病的外在表现，两者互相影响，互为因果。因此，必须与辨证论治相结合。专药攻病的同时，再辨证选药消除诸症。遵李梴论劳瘵按证分脏学说，李案病程较久，肺损及于心之气阴，故加生脉散、酸枣仁、远志、焦栀子，补气养阴安神；及于脾阴，则加山药、淡茯苓；及于胃纳，则加焦三仙。张案年龄较轻，病程较短，只涉本脏气阴耗伤，故加麦冬、川贝、苏子等，养阴润肺下气。应该指出，两案除上述个性，尚有共同之处。李东垣谓，白及"理肺伤有奇效"。近年来，用白及治疗肺胃出血者，多有报道。两案均有肺气虚弱，络脉损伤引起的出血，均以白及收效。而白及轧面白米汤冲服者，其效尤佳，此其一。其二，两案均有肺气虚损，咳逆上气，痰涎壅盛，均伍以款冬花、紫菀治疗。黄宫绣谓，款冬花“肺虚得此以为温润，故能服之即止”。又谓紫菀“辛而不燥，润而不滞”，有治虚痨咳嗽之功，李士材比为金玉君子，认为非多用独用不能速效。两药一走肺经气分，一走血经气分，相辅相成，因收佳效。

萎缩性胃炎

萎缩性胃炎与中医胃痞相类，其病证情多端、错综复杂，病因有寒邪所袭、热邪所伤、七情失和、湿浊留着之不同，病机有升降失调、运化失司之各异，证型有阴阳虚实寒热之分，患者有年龄性别、体质之别。虽然如此，但都是按照它的固有规律发生发展的。因此，胃痞和其他疾病一样，是有规律可循的。研究和探索它的治疗规律，并通过临床实践证实它的治疗规律的客观性，是我们义不容辞的责任。

一、湿热胃痞

本病患者多素体痰湿内盛或饮食无节、恣食肥甘，或惊恐忧思，或暑热内侵以致脾不运化，胃失顺降，痰浊内生，郁而化热，湿热交蒸，聚而为患，故胃脘痞满胀痛，不思饮食，湿浊之邪逆于上则口苦，注于下则肛门灼热。湿热困脾，运化失司，则大便溏薄，或黏滞不爽，或干结不行。湿热阻于中焦，清浊升降失常，清阳不升，浊气上逆，蒙蔽清宫，则头目眩晕，头重如裹。湿浊之邪留于肌表四肢，则身体重着困倦。湿热内侵，则舌尖红，苔黄厚腻，脉象数滑。治宜清热除痰，芳化利湿，调气祛瘀，当用清胃饮：瓜蒌、黄连、清半夏、酒大黄、蒲公英、茵陈、藿香、通草、厚朴、丹参。

《素问·阴阳应象大论》曰："中满者，泻之于内"。痰浊湿热之邪，留于中焦，困于脾胃，必当用瓜蒌清热涤痰，消痞开胸。黄连、酒大黄助瓜蒌清热，酒大黄又能通行地道，使湿热之邪消失于下。半夏燥湿，助瓜蒌祛痰。半夏与黄连、大黄同用，能开痰热之互结，一寒一温，有相反相成之妙。通草、茵陈淡渗利湿，与大黄、黄连相伍，一者清热于湿上，一者渗湿于热下，使困脾扰胃之湿热痰浊分离而去，中焦运化自复其常。然而中州之湿，非芳化之藿香不易去，湿阻之满胀，非厚朴之下气宽中不易除。蒲公英配合诸寒药以解毒清热。新病在经，久病入络。湿热之邪，日久入于络脉，使络脉瘀阻不通，丹参恰能发挥其化瘀活血之功。诸药相伍，相辅相成，共同发挥其治疗作用使湿热之邪尽去，脘满痞胀自除，中焦转输敷布之功自复。

二、气虚胃痞

多由素体脾胃虚弱，或病后中气不足，或误用攻下克伐之剂，戕伤中气，以致胃气虚损，纳化失常。因而胃脘痞闷，似胀非胀，无饥饿感，食已胃脘结滞。中气久虚，精微不化，输布失职，运化失司，故倦怠乏力，气短懒言，大便溏泻，食少纳呆，胃脘隐痛，喜热喜按，舌质淡胖，苔薄白，脉象沉弱无力。因此型以中气虚损为本，胸脘痞闷为主，故当以补益中气，降浊升清，理气消食为治，首选方药当为益胃汤：黄芪、太子参、茯苓、山药、清半夏、木香、砂仁、陈皮、生山楂、当归。

《素问·至真要大论》说："劳者温之……损者益之。"当以甘温药物，温养脾胃，补益中气，此证不仅中气虚损，而且中阳下陷，故首选具有双重作用的太子参、黄芪，补益中焦虚损之气，气得补而清阳自升。清阳复位，则升降之机转为正常。胃气不充，脾气亦虚。脾虚则水湿运化无能，故用淡渗的茯苓、健脾的山药、燥湿的半夏，以除过盛之湿邪，助脾胃之运化。胃之浊气不降，气无不滞，用木香调理之，则气滞自去，中气虚者胃不强，加砂仁醒胃进食。黄芪主静、陈皮主动，动静结合，使黄芪补而不滞。生山楂健胃消食。胃为水谷之海，气血生化之源，源亏流自乏。上药益气补中，再加当归养血调肝，使肝血不损，则胃无可侮，庶使胃气复，浊气降，中气自健。

三、阳虚胃痞

多由禀赋不足，脾胃虚弱，饮食不节，脾胃损伤；郁怒伤肝，肝气犯胃或寒邪内袭，中阳被戕，致使中气虚弱；纳运不健，胃失温煦，中寒内生。因而痞满，食欲不振，食则易饱，食后腹胀。阳虚寒盛，胃失通降，则胃脘隐痛，喜温喜按，遇冷加重。胃为水谷之海，气血生化之源，胃气虚损，纳化失常，生化之源缺，日久气血虚弱，必神疲懒言，倦怠乏力，舌必淡嫩，边有齿痕，苔薄白，脉必沉细无力或沉迟。脾主四肢，阳气虚衰，不能达于四末，则肢冷畏寒，手足欠温。脾运失司，则大便溏薄或初硬后溏。综观诸症均为中焦虚寒，阳气不足的表现。治当温阳益气建中法。宜温胃丹：炙黄芪、桂枝、陈皮、赤芍、白芍、炙甘草、高良姜、炙香附、大枣、饴糖。

《素问·异法方宜论》曰："脏寒生满病"。《素问·阴阳应象大论》曰："审其阴阳，以别柔刚，阳病治阴，阴病治阳"。中焦虚寒，营卫气血生化之源缺则肝失所养，导致肝血亦虚，因而成为土虚为木所侮之势。王肯堂谓："脾居四脏之中，生育荣卫，通行津液，一有失调，则失所育所行矣，必以小建中汤温健中脏"。胃为卫之源，为荣之本。是以卫为阳，补之必以辛；荣为阴，益之必以甘。辛甘相合，脾胃健而荣卫通。黄芪味甘，炙甘草亦甘，甘能补胃，胃气复，则气血有所从生。桂枝、生姜温中通阳，逐散里寒，赤白芍药敛阴和营，津液不通者，可收而行之，饴糖补脾胃之虚，大枣、炙甘草与之相伍，能更好地发挥其补益之长。高良姜气味辛热，是温胃散寒之上品，与桂枝、生姜相伍，有温中通阳相须之妙用，香附入肝，开郁散滞，陈皮入脾，调理气机，庶使中焦阴寒之邪消散，脾胃之阳气自复，胃痞等症自除。

四、阴虚胃痞

多由胃热素盛，或气郁化火，或寒邪化热，或温热病之后，或治疗上长期使用温燥之剂，或肝阴虚、肝阳亢，耗灼胃阴，下汲肾水，均可致胃液枯槁，郁火内盛，进而导致胃功能紊乱，纳化失常，升降失司。胃阴耗伤，则口干舌燥。阴伤肺燥，则大便干结，浊气上逆，摄纳失职，则胃脘痞胀食欲不思，似饥不欲食，或纳呆干呕，阴虚而郁火内盛，气逆于上，故舌红少苔或有裂纹或花剥苔，脉沉弦或细数，且易手足心热、胃脘隐痛或灼痛。当取养阴益胃法，治用养胃合剂：白芍、甘草、山药、炒苡米、丹参、百合、佛手、枳壳、生山楂。

叶天士谓："阴邪之势，其来必速；郁火之气，由渐而剧也"。阴虚胃痞常与郁火并行，因此《顾氏医镜》主张，治疗上当以芍药甘草汤为基本方，随证加减。芍药酸寒敛阴泻肝又能养肝血，与补脾缓急的甘草配伍，酸甘化阴，能较好地柔肝缓急，益阴止痛，兼清肝火，如此则阴液得滋，郁火得制。山药补脾益阴除热，炒苡米渗湿泻热，百合敛气除热利湿，三药一方面协助芍草清泻郁火，一方面又益阴除湿。佛手调气机、芳化醒胃，枳壳下滞气、开胃进食。丹参入胃，通利血气，使经脉无瘀，生山楂甘酸咸平，健胃消食。诸药相伍，益胃阴，制肝火。药后胃痞得除，余症得去，纳化复其常，升降复其位。

胃痞是胃病诸证中之一种，上述四种是胃痞常见的类型，选用的方药，曾经过临床反复验证是有效的。

慢性非特异性溃疡性结肠炎

慢性非特异性溃疡性结肠炎目前原因不明，临床以腹痛、腹泻或黏液血便为主要表现。我用温补脾肾兼清热燥湿法治疗本病多获良效。

一、治疗方法

中药汤剂口服加保留灌肠。口服基本方：党参 18 ～ 24 克，白术 10 ～ 15 克，肉豆蔻 10 克，葛根 10 克，黄芪 15 克，补骨脂 15 克，木香 6 克，白头翁 24 ～ 30 克。

加减：大便稀溏，黏液多者，加苍术、薏米、汉防己；

出血多者，加地榆炭、白及粉（冲服）；里急后重，肛门灼热者，加秦皮、黄连、黄芩、厚朴；面白肢冷，阳虚甚者，加炮附子、吴茱萸。

灌肠液基本方：炮姜10克，地榆10克，败酱草15～30克，黄柏10克，石榴皮10克。

每15天为一个疗程。口服方每日1剂，水煎200毫升，早晚各服100毫升；灌肠液煎成80毫升，每晚保留1次。用药期间忌服生冷油腻。

二、典型病例

杨某，女，23岁，工人。住院日期：1990年3月20日。住院号：1870。

腹泻、黏液脓血便反复发作近3年，每因劳累、过食生冷油腻而复发。曾用中、西药多次治疗，均未完全控制。近一周来，因食生冷而复作，大便稀溏带血及黏液冻状物，日行4～5次，腹胀，左下腹隐隐坠痛，喜温喜按，肛门灼热并有下坠感，面白体瘦，纳谷不馨，舌质淡红而瘦薄，边有齿痕，苔薄白，脉沉细无力。纤维结肠镜检：乙状结肠黏膜充血水肿，局限性糜烂。病为泄泻，病机乃虚中夹实，病位在脾肾，证属脾肾气虚，湿热不净。治以温补脾肾，兼以清热燥湿。疏：党参18克，白头翁21克，黄芪、补骨脂各15克，白术、葛根、薏米、肉豆蔻、地榆炭各10克。水煎服，每日1剂。另：炮姜、地榆、石榴皮各10克，败酱草15克。水煎60毫升，每晚保留灌肠1次。

药后10天，大便无血，但仍多黏液冻状物，肛门有坠感，左下腹隐痛。灌肠方不变，口服方减地榆炭，加苍术10克、秦皮8克。续服20剂，诸症消失。纤维结肠镜检：乙状结肠黏膜充血水肿及局限性糜烂消失。改以补中益气汤善其后，追访1年无复发。

三、体会

结肠炎据其临床表现当属中医“泄泻”“痢疾”范畴。本病总的规律是始为热中，末传寒中，最后导致脾肾虚寒。盖邪之所凑，其气必虚，泄无不由湿，而脾主运化水湿，肾主蒸化水湿，脾虚不能制水，肾虚不能行水，则泄泻作矣。又感邪有寒热，病程有长短，病理阶段各不相同，故发展过程中多以寒热错杂为特点。从规律上说，致病之因多由外感暑热，或饮食不节，恣食不洁，嗜食肥甘，或饮食自倍伤脾胃，或郁怒忧思，情志不遂，气血逆乱，以致酿湿生热，壅滞肠间。病情如未能及时控制，则进一步发展，致中气受损，于是出现脾虚与湿热共存的证侯。病久不愈，下及于肾，则出现脾肾两亏，最后导致脾肾虚寒。基此，中间阶段的治疗很关键，一定要截断寒中之传，其手段为抓主要病机，从脾肾入手，立温补脾肾为大法，兼以燥湿清热。经多年反复验证筛选，拟定了口服与灌肠基本方，随证加减出入，口服方中用党参、白术入脾培中气，强脾运，以除中宫之湿，从根本上绝泄泻之源，辅以肉豆蔻、补骨脂温补脾肾以祛脏寒，脾暖肾温而使气蒸湿化。成泄无不由脾虚不能运化水湿或肾虚不能蒸化水湿两者，暖中宫而固肠，补相火而强土，火旺土强，则能制水而使不妄行。《内经》云：“清气在下，则生飧泄。”一味葛根升中止痢。阴湿之邪阻碍气机，用气味纯阳之木香，温燥除湿而行气坚肠胃。热在湿中如油入面，难解难分，时起为患，用白头翁直入肠间驱逐残留之湿热以净病邪。方中用黄芪更有妙意，一是补中气，再者取其托疮而愈肠中之病灶。总之，全方以温补为中心，兼用辛燥清解之品，恰与慢性结肠炎之脾肾虚寒为其本，湿热不净为其标的病机丝丝相扣。配以灌肠方的目的主要是从标入手，直捣病所，温清并用，愈合创面。方中温性之炮姜、石榴皮，皆在从虚入手，炮姜善守中肠，温土摄血，石榴皮酸温，涩中肠而止痢；湿浊趋下，痢责下焦，故选性沉降之黄柏、地榆，苦寒可清解盘结于肠间之湿热，地榆又能止血。石榴皮温而涩虚肠止痢，黄柏苦寒而清湿热止痢，一寒一温，一涩一清，相反相成；炮姜辛温，温土摄血，地榆微寒，凉涩止血，一温一寒，一摄一涩，相得益彰。再用败酱草助黄柏清肠中瘀滞。

不论是口服方还是灌肠方，温补脾肾贯穿始终，寒温并用，清解温涩，相反相成，切其病机。是以临证中取得了较好疗效。

腹　水

消水汤适用于各种类型腹水的治疗，是中医中药治疗腹水的理想药物。

消水汤方药组成及服用方法：防己 60 克，牛膝 30 克，苍术 30 克，白术 30 克，女贞子 30 克，旱莲草 60 克。加水 600 毫升，文火煎成 300 毫升，每次温服 150 毫升，每日晨起空腹和临睡前各服一次，30 天为一疗程，其间可配合必要的支持疗法，不用西药利尿药。

一、典型病例

巴某，男，62岁，肝硬化病史20年，于1989年4月16日以腹满胀大，尿少短涩两月住院治疗。两月前感周身疲乏无力，纳呆食少，继之出现腹胀，肝区隐痛，尿少短涩，双下肢浮肿，曾去本厂医务室就诊，给予口服双氢克尿塞25mg，每天3次，症状无缓解。两月后，上述症状加重，同时伴气短自汗，疲乏无力，舌淡胖，苔薄白，脉滑。血压110/70mmHg，体重64kg，巩膜无黄染，心肺未见异常，肝大右锁骨中线肋下2cm，质中度有压痛，腹围78cm，腹水征（+），中医诊断：水臌（脾肾气阴两虚）。西医诊断：肝硬化腹水。住院后给予消水汤150mL，每日2次，并配合对症及支持疗法。2天后尿量由250mL增到600mL，4天后尿量24小时达1500mL，10天后尿量增到1800～2000mL，双下肢浮肿消失，体重63kg，腹围76cm。20天后，症状及体征消失，腹围74cm，体重58kg，B超复查：腹水消失。共住院2月，病情缓解出院，回家继续巩固治疗，随访6个月，病情稳定，未再复发。

二、讨论与体会

腹水包括肝硬化腹水、肾病腹水、肺心病心衰腹水、风心病心衰腹水等，目前国内外在治疗上还没有比较理想的方法。除利尿、放水外，就是中医药的攻下逐水法。这种攻逐法，对病程短、体质好的患者，确有疗效，但都是近期疗效，远期疗效均不理想。对体质不佳，病程较长，腹水反复出现者，用攻逐法，将使患者体质更加虚弱，病情加重，甚至恶化。

人体水液运行代谢，有赖于肺气的通调，脾气的转输，肾气的蒸腾。如果脏腑功能失调，脏气亏损，使三焦决渎失职，膀胱气化不利，就要发生水肿、腹水。所涉脏腑虽多，但主要在脾。因为脾为后天之本，气血生化之源，脾气损伤，则整个机体功能难以为继。从临床上看，腹水是重症，若再出现大便稀薄，本身是脾败的表现，此时若不及时维护，其他败象将相继出现。病至此时，若再用攻逐，腹水不仅不减，而且会加剧，直至死亡。我在这样的思想理论指导下，又在临床实践基础上，根据几十年的经验，自拟消水汤，培土生金，补益肝肾，活血除湿，以消水臌。

消水汤君药苍术、白术，培补脾土，运化水湿治其本；配川牛膝活血通经；汉防己利尿行水治其标；佐女贞子、旱莲草，补肾养肝，以奏阴阳共济、标本同医之功。本方着眼点在于温利之中加入阴柔。盖治水多以温阳分利为主，常忌阴柔之品。因本病多以脾伤为主，运化失常，化源不足，终使阴阳气血共乏。再者水乃阴津所化，分利必耗其阴，三者阳损阴亦亏。故以健中州，益肝肾，活血除湿法论治。但毕竟是水聚而阴邪为患，虽用大剂燥湿，又佐以阴柔之品，但决不可孟浪妄投。应根据病情，准确辨证，严格掌握阴阳药的比例，用量上细心斟酌，遣药上仔细推敲。二至丸其性和平，补益肝肾，养阴而不滋腻，合入温补燥湿药之中，能达到益阴而不增液，除湿而不伤津，消除水臌的目的。

慢性肾炎

慢性肾炎多属气血虚损，阴阳失调，当固护正气，调其机制，或扶正以祛邪，或祛邪不伤正。因肾、脾、肺阴阳失调，生克反常，进而水精不布，气化障碍。但首先是阳气受损，继而阳损及阴。水为阴，肾阳虚则水无制而泛滥，脾阳虚则水不运而滞留；肾脾阳损及阴，必下虚上盛。此时之盛，乃下虚相对之盛，非上实也，当慎思之。于此若治疗及时得当，必邪退病除。若邪势无制，必肾脾两绝，阴阳不继而病亡。

1. 水湿泛滥 阳气受损，水湿不能蒸化。膀胱气化障碍，三焦决渎无权，致水湿泛滥横溢。所以，遍身浮肿较甚，尿少畏寒，面色苍白，苔白脉细。治湿不利小便，非其治也，当通阳利水，加味五苓散是屡经验证的有效方药。方中诸药均能利水运湿，桂枝似无此功，但恰为主药，因其辛温通阳，助膀胱气化，气行则水行，且能促使他药充分发挥渗湿利水的作用。若肾阳虚损，肿势更剧者，非温阳逐水，不足以消阴霾，此时五苓散合己椒苈黄丸可获良效。方中防己用量宜大，40～60克其效尤佳。若水湿壅盛，尿少，腹部胀大者，非荡涤攻下不为功。禹功散药味虽少，其效颇佳。所谓去菀陈莝，水湿去则五阳宣布。药后大便稀薄，日4～5次，腹水消去大半，即宜停止攻下，改用扶正，数日后，腹水未尽者，可续用禹功。如治刘某，患慢性肾炎二年，遍身浮肿，腰酸畏冷，尿少而黄，苔白脉细。尿常规：

尿蛋白（+++）、颗粒管型（+）、红细胞少数。多药治疗，肿势日甚，且腹部膨隆。肾阳既虚，水气不化，自当温阳逐水为治。所喜者，肾阳虽虚而脾阳尚健。如此，用禹功散攻逐壅盛之水湿，自可无虞矣，且方中加补骨脂、菟丝子，强肾而温固下元。药后尿量渐增，大便稀薄日5～6次，10剂后，腹水大减，肿势尽除，但停药一周，肿势又作，复用前方15剂，只余少量腹水，大积大聚衰其大半而止。原方去黑丑加白术、防已。服30剂，诸症尽去，尿常规：蛋白（±），红细胞少数。病情稳定出院。于此用药用量尤当注意攻伐不宜太过，过则伤正，又不宜不及，不及则于病无益，反而贻误病机。如此才能达到邪去正安的目的。

2. 水湿滞留 脾阳虚损，水湿不化，中宫被困，脾失健运，水精不布，则水湿流于肌肤而为水肿。若土气日衰，水湿壅盛，必尿少而腹部胀大。病至此时，土不生金而肺之气化无能，土不制水而水气更加横溢，邪盛正衰，腹水可久治不消。治疗之法，脾阳虚损者，防已黄芪汤合五苓五皮可收良效。土气日衰，水湿壅盛，苍牛防已汤加参芪不数日即可肿满全消。如治一七岁男孩，慢性肾炎3年，尿蛋白（++++），遍身肿甚，腹部膨隆，尿量少而红，服双氢克尿噻数日，尿增肿消，但停药又起，如此数次反复。后予党参、苍术、白术、防已、牛膝水煎服，10剂而腹水肿胀尽除，又服10剂，尿蛋白（+），出院巩固治疗。此方为方药中教授治肝病腹水的多年验方，传下后又扩大治疗范围，用于心肾性腹水，亦屡验不爽，惟用量宜大，方老每药用至120克，验之临床，可视病情而定。但每药不能少于30克。用之得当，可保疗效。此方以健脾燥湿为主，兼能通利下行。扶正又能祛邪，祛邪而不伤正。用治土气日衰，水湿壅盛之证可谓恰中肯綮，因而获得良效。

3. 下虚上盛 肾脾阳虚日久，必导致气血两亏，体质虚弱，适应能力减退。此时，若研医不细，辨证不准，用药用量不当，必增其阳而损其阴；此外真阳亏损，日久必致真阴内耗。两者病理过程虽不尽相同，最终导致的肾水不足是一致的，进而肝木失养，肝阳上亢，必头晕面热，腰酸微肿，舌红苔白，脉沉弦微数。此时临床上虽一派肝阳上僭表现，但平肝息风，实非所宜。如治郑某，慢性肾炎5年，全身浮肿3次，两次伴腹水，温阳逐水均数日而消。后他医过用阳药而致头晕头痛，血压升至150/110mmHg，舌红口干，脉弦细数。前医用平肝熄风，病未稍减。尿常规：蛋白（+++）、透明管型（+）、红细胞少数、尿素氮21mg/dL，病至此时，错综复杂，当细分辨。既是阳损及阴，阴阳俱虚于下，又肝阳上扰，同时肾肝虚火内潜，治疗之法，自当温肾益精，潜阳泻火，二仙汤加味实为良剂。仙灵脾、仙茅、巴戟天、菟丝子、枸杞子温肾阳益肾精，知母、黄柏泻肾肝虚火，当归养血柔肝，生牡蛎、石决明育阴潜阳。两月后血压下降，症情缓解。尿常规：蛋白（–），透明管型（–），红细胞偶见，尿素氮5mg/dl，从此病情转愈，继而小剂调理半年，病未再作。治病必求其本，究其因。认清病情，然后施治，选方用药，丝丝入扣，方能中的。

4. 气滞血瘀 浮肿腹水，温阳逐水或荡涤攻下，多能见效，但亦有多治不愈者。如治李某，慢性肾炎腹水下肢浮肿两年余，西药利尿开始有效，后则于病无补。转用中药，效亦不佳，忽思气行则水行，血行则水亦行之理，乃用禹功散加沉香、泽兰、益母草、桃仁、红花，水煎服，服药两周，尿量增多，浮肿腹水全消。此病在经，久病入于血络，血络有瘀则水行不畅。故加行气活血药可增强利水消肿作用，因而迅即病愈。应当注意此等行气活血药，虽无膏、母、硝、黄冲墙倒壁之力，用之不当或过量久服，亦将耗气破血，必损伤正气，使病情恶化。

附：慢性肾炎蛋白尿的临床治疗

慢性肾炎是长期反复感受外邪，或治疗失当，肺、脾、肾俱受损伤，迁延日久，演变而成。蛋白是人体的精微物质，其生成与三脏密切相关。肺主一身气化，脾主化生和转输，最后由肾封藏。故三脏之中，肾最为重要，肾气充盛，则精气内守，肾气虚衰，则收摄无权，精气外泄，而形成蛋白尿。

三脏之间，相互依存制约，肺的气化功能失常，必然影响脾的运化和输布，肾将失其封藏之职。金水相生，肾精涸竭，金失其养，土必受累，因此，慢性肾炎蛋白尿的临床治疗用药，当全面照顾，不可偏执。肺气虚者，用黄芪、人参补气固表。一方面增强一身气化功能，同时，改善机体的免疫机能，预防感冒发生。脾虚者，当分气阴。脾气虚用白术、苍术、金樱子、益智仁等健脾燥湿固涩；脾阴虚用山药、芡实米、苡米等益阴淡渗敛脾，共为调补脾之气阴，恢复其健运输布之功能。肾虚亦有阴阳之分，肾阳虚者，自当温阳强肾，用补骨脂、巴戟天、肉苁蓉、熟附子、肉桂等；肾阴虚者，当益阴滋肾，用熟地、杞果、菟丝子、桑螵蛸等。如此可平衡肾之阴阳，使之尽其封藏之责。

如治张某，女性，12 岁，学生，滦南县人，1995 年 3 月 15 日因慢性肾炎长期治疗不愈而来院治疗。二年前患急性肾小球肾炎。因治疗不当，瞬间两年，肾炎由急性期转为慢性阶段。

查体：因服用激素，颜面臃肿苍黄，背如水牛，体温、脉搏、呼吸、血压均正常。食欲较佳，大便日2～3次，稍溏，尿黄时红。舌质淡，苔白，脉虚缓，两尺沉弱。尿常规：蛋白（+++）、颗粒管型（+）、红细胞20～30个。综上显示，肾已损伤，肺脾亦虚，治必强肾益气，健脾固涩。药用：人参6克，黄芪15克，白术10克，益智仁15克，芡实15克，金樱子10克，补骨脂10克，茅根18克，桑螵蛸15克，水煎服，同时嘱每周减强地松5mg，直至停药。

此后，治疗主药没有大的变化，只是随病情变化及季节改变，药物稍有加减。如舌质转红尿少而黄加女贞子、旱莲草；春秋季节温差较大，易患感冒，在原来芪、术的基础上加炒防风，以预防感冒发生。如此服药治疗半年余，诸症缓解，尿常规完全恢复正常，继而隔日服药一剂，两月后停药，病未再发。

肾功能衰竭

慢性肾功能衰竭是各种慢性肾脏疾病终末期的综合证候群，死亡率极高。近年来，肾移植、血透、腹透新技术的应用，为慢性肾衰的治疗开辟了新的途径，但其费用高昂，肾脏来源有限，又受各种条件限制，真正能够得到上述治疗的肾衰患者是极少数，仍有相当大比例的患者处于死亡的边缘。所以探讨中医治疗肾衰应该成为我们研究的重要课题。

在临床实践中我们应用内服药、灌肠药双管齐下治疗肾衰取得了良好疗效，这种治疗效果绝不仅仅是缓解症状，减轻患者痛苦，而是在改善客观指标，保护残存的肾功能，延缓肾衰继续恶化的进程和延长患者的寿命等方面都显示了重要作用。

一、方药

1. 内服方药（复肾汤） 人参 6 ～ 10 克，熟附子 8 ～ 24 克，白术 10 ～ 30 克，云苓 10 ～ 15 克，白芍 10 克，防己 30 ～ 60 克，生姜 10 克，每日一剂，水煎服 200ml，分三次服。一月为一疗程。

加减：面色苍白，舌淡体胖，脉虚大无力者，加黄芪。腹水，或周身浮肿尿少者，加苍术、怀牛膝。恶心、呕吐者，加黄连、苏叶。阳损及阴，舌红、尿少而黄者加女贞子、旱莲草。尿热痛频急者，去人参、熟附子，再合猪苓汤。

2. 灌肠方药 黄芪 20 ～ 40 克，白术 30 ～ 40 克，大黄 6 ～ 15 克，防己 40 ～ 60 克，每日一剂，水煎取 100ml，每晚灌肠保留 1 ～ 2h，然后排出体外。一个月为一个疗程。

二、典型病例

袁某，男性，44 岁，干部。

发病 4 年，面色萎黄，消瘦，恶心，呕吐，颜面及两下肢浮肿，尿少，便溏。舌淡体胖，苔白腻，脉虚缓无力。1990 年 12 月 2 日由唐山某医院转来中医医院治疗。检查血常规血红蛋白 75 克 /L，红细胞 2.42×10^{12}/L，白细胞 7.2×10^{9}/L，尿常规：蛋白（+++），红细胞（+），白细胞（+），尿素氮15mmol/L，血肌酐4.5mg/dl，总蛋白54g/L，白蛋白34g/L，球蛋白20g/L，西医诊断：尿毒症，肾功能Ⅱ级。

肾气损伤，肺脾虚败，三脏受损，水液运化失司，长期滞留体内，化为水毒浊邪，侵害肌体，故以补气健脾，温阳化水，消除浊毒为治。

处方：红参、黄芪、茯苓、白术、熟附子、白芍、防已。

每日一剂，水煎取200ml，分三次早、午、晚服。

除内服药之外，针对弥漫于肠胃的水毒浊邪，宗“六腑以通为用”之旨，同时以益气健脾、通下窍、消毒浊之药保留灌肠。

处方：大黄、白术、黄芪、防已。

每日一剂，水煎取100ml，每晚灌肠，保留1～2h，然后排出。

二诊：上方内服及保留灌肠30天，恶心、呕吐缓解，尿量渐增，浮肿渐消。尿常规蛋白（+），白细胞消失，尿素氮10mmol/L，血肌酐3.6mg/dl，血常规及蛋白比值无变化。舌质淡红，苔转白润，脉仍缓，渐有力。食欲仍不振，病药相合，病情好转，效不更方。内服药，方中加焦三仙各9克，保留灌肠药续用，略加调整30天后再诊。

三诊：复查血常规：血红蛋白95g/L，红细胞4.61×10^{12}/L，白细胞7.0×10^{9}/L。尿常规蛋白（±）。血总蛋白62g/L，白蛋白41g/L，球蛋白21g/L，血尿素氮7mmol/L，血肌酐1.9mg/dl。诸症缓解，神态已佳，食欲渐振，二便正常，浮肿消失，舌渐红润，苔转薄白，脉渐有力。至此，病已向愈。嘱出院，为巩固疗效，继用上药内服，保留灌肠3个月，然后停药观察，追踪2年，未见复发。

三、讨论与体会

复肾汤内服与中药保留灌肠治疗肾功能衰竭，取得了比较理想的疗效。

肾功能衰竭，病本在肾，而且以阳虚为多，间亦有阳损及阴者。肾阳既虚，温化无能，水气停留，湿浊泛滥，脾为湿困，又无肾阳的温煦，不能运化水湿，以致水停三焦。三焦为人身的水道，下出肾系，上连于肺，外而腠理，内而胃肠，皆与三焦相连。肾阳虚，水液不化，以致决渎不行，水道不利，小便不通。水液不能排出体外，水气凝结，化为水毒浊邪，散漫全身，久而诸症丛生。病本在肾，而其水湿泛滥的病机，与肺、脾，尤其是脾的运化密切相关。因脾有制水生金的功能，有调整肺、肾生理平衡关系的作用。因而，治疗中要始终重视肾、脾的虚衰。

复肾汤的主旨在于温养脾肾之阳，补气健脾，运化水湿，清除浊毒。方中人参补气，振奋机体功能；附子温阳，恢复肾脏化气行水之功；白术健脾除湿，使脾能运化水湿；配茯苓淡渗利水，通调水道，使水湿从小便而去；汉防己善走下行，通下窍，除湿利尿；白芍《本经》有“利小便”的记载，配入本方，可增强茯苓利水之效，又能通顺血脉，解痉缓急，以破阴结，开水液下行之路；生姜温胃散水，共呈温阳益气，健脾除湿之功。由于脾虚衰，肺气虚损，三脏受挫，使水液不能正常代谢，长期滞留体内，成为水毒浊邪，散漫机体各部，影响脏器功能，久而由局部发展成全身中毒病变。治疗之法，除内服药之外，弥漫于胃肠的水毒浊邪，宗“六腑以通为用”之旨，取大黄疾行善走之力，以荡涤阴霾之气。肾功能既竭，气血亦日趋衰败，此时选用冲墙倒壁之药，突出权宜之计，故配黄芪以调补肺、脾之气机，白术厚肠胃以健脾除浊邪，汉防已通下窍，消除水毒。全方药物相互为伍，荡涤水毒浊邪而不伤正，厚肠胃而不留湿。通补兼施，恰合病机，因而疗效卓著。

前列腺肥大致尿闭

案1：赵某，男，68岁，农民。

1971年8月27日初诊：尿闭，小腹胀痛难忍。3年前始，精神不佳，食后上腹满闷，小腹时感不适，渐至胀坠，尿后淋漓。近1周来，尿路闭塞，点滴不通，少腹膨隆，胀痛难忍。当地医院导尿两次，每次都导出大量尿液，导尿后，少腹胀痛缓解。此后，尿仍不通，因来诊。泌尿科检查诊断为老年性前列腺肥大，压迫尿路，而致闭塞。建议施膀胱造瘘术。患者不许，乃服中药治疗。望舌体胖大，舌质淡嫩，苔薄白润。诊脉虚大无力。予补中益气汤：黄芪30克，党参15克，白术9克，陈皮3克，升麻2克，柴胡2克，炙甘草3克，当归9克，水煎服。

复诊：上方服3剂，精神转佳，气力渐增，尿路通畅，少腹膨隆坠胀消失，排尿时，尿液涌出，且尿量多，已无所苦，因怕再犯，故来复诊。舌象同前，脉稍虚大。效不更方，嘱原方续服4剂，停药观察。

半年后，患者来院云：服上方7剂后，三载痼疾，当即霍然而愈。每日田间劳动繁重，不感疲惫，追踪观察5年，旧病终未再作。

案2：张某，男，72岁，农民。

1972年4月15日来诊：素日身体消瘦，精神倦怠，食欲不振，食已脘中结滞，嗳气、腹胀，大便溏泻，每日2～3次。10年前，曾患前列腺炎，经泌尿科行前列腺按摩，应用抗生素治疗，月余而愈。一个月前，因劳累而突感小腹坠胀，继则尿路不畅。尿后淋漓，渐而至于小便点滴不通，小腹日益膨隆，渐而胀痛难忍。当地卫生院隔日导尿一次，大量尿液排出后，则诸症消失。开始导尿用橡皮管，后改用金属导尿管亦不易插入，尿道已被刺破，灼痛出血，痛苦异常，不得已，来院就诊。泌尿科检查：前列腺肥大压迫而致尿闭，建议手术，患者未予接受。乃请中医会诊治疗。舌胖质淡，苔薄白。脉沉虚无力稍数。予补中益气汤：黄芪30克，党参15克，白术9克，陈皮2克，枳壳2克，炙甘草3克，当归9克，升麻2克，柴胡2克，焦三仙各9克，黄柏3克。水煎服。

复诊：前方服5剂，尿已渐通，小腹膨隆渐去，胀痛减轻，精神好转，食欲渐佳，大便仍溏。前方去黄柏、焦三仙，加茯苓12克，再服5剂。

三诊：尿路通畅，小腹已无所苦，矢气增多，腹胀减轻，大便每日1～2次，有时成形，舌脉无著变。鉴于尿闭已去，气犹未复。嘱前方去茯苓，再服5剂停药。转以补中益气丸以善其后。

2年后，在家乡会面云：自经上述治疗，诸病皆愈，未再复发。

按：两例均为老年性前列腺肥大压迫尿道所致之尿闭。中医学认为本病因于脾胃损伤。李东垣认为饮食不节，寒温不适，形体劳役，皆可损伤脾胃。从两例病史看来，均有中气虚弱，纳化失常之见症。尤以例2更加明显。如精神倦怠，食饮不佳，结滞满胀，大便溏泻等一系列脾胃症状。肺为水之上源，主通调水道，下输膀胱。中气虚弱，清阳不升，浊阴不降，土虚不能生金，肺气不足，则失其气化及肃降之能，必下窍不启，尿道不通，小腹坠胀膨隆。

治疗上，中西医迥然不同。两例都具有脾胃虚弱，升降失常的病机，所以都取补中益气汤，补中焦之气，举下陷之阳，使气机恢复其常度。方中黄芪独用大量，意在补脾益肺。其次肺气受邪，须多用黄芪。《脾胃论》中，芪、草、参称“甘温三味”，这是李东垣经常使用的药物组合形式。以其药性为阳，又有升、柴为引，总在升阳举陷，补益脾肺之虚。然而，甘温三味以静为主，静药易滞，故配动药陈皮，助阳之升，散气之滞。动静结合，其功益著。例2在复诊时，以大便溏泻不减，加用茯苓，服5剂后，大便好转，即未再用。因茯苓甘淡渗湿，有下降之性，当脾虚湿盛，须用淡渗之药，以折湿势之时，迨湿势锐减，则宜停用。否则，将有助阴邪，而碍阳升之弊。举陷升阳，是治疗过程中应该引为重视的问题。然而，一旦出现阴火为患，苦寒通降药，亦势在必服。例2因阴火下移，尿窍灼痛，而加用黄柏。应该指出要严格掌握此类药的适应病机，勿使太过，过则有伤正之虞。

痛　经

原发性痛经是妇科常见病，严重影响患者的身心健康。我根据《金匮要略》妇人篇的理论，运用痛经冲剂治疗原发性痛经，效果良好。

一、治疗方法

痛经冲剂组成：红参10克，黄芪18克，当归10克，白芍18克，川芎6克，云苓10克，白术10克，川楝子15克，元胡10克，益母草10克。

制备方法：水煎浓缩，酒精提纯，回收酒精，制成颗粒，烘干，装袋备用。

服法用量：每服半袋，早晚各一次，溶于温水中，白开水送下。

服药时间：经前痛者，痛前服药；经期痛者，经前服药；经后痛者，经期服药。均疼痛过后停药。

二、典型病例

李某，26岁，工人，住开平区东大街，婚后两年未孕，婚前月经正常，均无所苦。婚后月经前期，血色暗红有块，少腹疼痛如刺，牵及腰部，恶心呕吐，大便溏薄，素日白带量多。因婚后两年未孕，经期腹痛难忍，甚则晕厥来诊。除上述症状外，舌质暗红、苔白，脉涩滑而细。

四诊合参，属气血虚弱，冲任胞宫失于濡养，血运不畅，脾虚湿滞，经脉不通，故而经前刺痛。治以痛经冲剂，月经前期疼痛即服，每日一袋，分两次，早晚服，白水送下。每次痛止药停。下一周期依然如是。如此服用三个周期，月经周期已正常，痛经消失，诸症亦去。继之怀孕，生一男婴。

三、讨论与体会

妇女痛经是临床常见病、多发病，痛苦较多，甚至发生晕厥，严重影响患者身心健康。妇女在月经期及月经前后期，生理上冲任的气血较平时有急骤变化。此时，血海由满而盈，由盈而溢，由溢而虚。此种特殊生理状态非常容易受致病因素的干扰和影响，再加上各种因素的不同，如导致冲任、胞宫血运不畅，不通则痛，如导致冲任、胞宫失于濡养，则不荣而痛。

本方所治痛经，有其共性，也有它的个性，临床中最常见者为素体气血不足，行经之后，血海愈虚，胞脉失养或大病久病气血两亏，冲任俱虚，血虚气弱，运行无力，血行迟缓。正如《格致余论·经水可紫可黑论》中说："来后作痛者，气血俱虚也。"其次为肝肾亏损。素体虚弱，房事不节，或早婚多产，损伤肾气，肾不养肝，精亏血少，冲任不足，经行之后，血海愈虚，胞脉失养。《傅青主女科·调经》谓："妇人少腹痛于经行之后者，人以为气血之虚也，谁知是肾气之涸乎"。再次为气滞血瘀。素性抑郁，忿怒过度，肝失条达，气机不利，气滞血瘀，冲任受阻，血行不畅。《丹溪心法·妇人》谓："经水将来作痛者，血实也，一云气滞。"也有经期涉水感寒，或久居阴湿之地，寒湿伤及胞脉，寒湿凝聚，冲任阻滞，血行不畅。《女科经纶·月经门》中说：

“有经行前脐腹绞痛如刺，寒热交作，下如黑豆汁，两尺沉涩，余皆弦急，此由下焦寒湿之邪搏于冲任。”

痛经的病因病机已如上述，但痛的性质、特点亦每不相同，实痛：痛胀俱甚，拒按，按之痛甚；虚痛：隐隐作痛，喜按，按之痛减；热痛：刺痛或灼痛，恶热，得热痛甚；寒痛：绞痛，喜温，小腹冷痛，喜温喜按；血瘀痛：痛甚于胀，刺痛为主，持续作痛；气滞痛：胀甚于痛，以胀为主，时痛时止。

痛经的表现各不相同，而经期的形成过程则是一致的。如血海由满而盈，盈而溢，溢而虚，气血因虚而痛；冲任胞宫失于濡养，则不营而痛；冲任胞宫血运不畅，则不通而痛，至于肝肾亏损、气滞血瘀、寒湿凝滞、湿热下注等不同类型，都是在气血虚弱的基础上，受到不同因素的干扰和影响所致。《内经》谓：“邪之所凑，其气必虚”。因此，治疗之法，必当以调补气血，增加化源为主。同时，根据不同影响因素，有针对性地加以用药，消除干扰或影响因素，则其痛可立除。

痛经冲剂是治疗本病之良方。人参、黄芪补气，当归、白芍养血。参、芪、归、芍相伍，补养气血，以治血海溢后之虚，濡养冲任胞宫。重用白芍者，不仅养血，更主要是用以柔肝止痛。云苓、白术健脾胃以益中气，增加气血的化源。川芎、益母草调肝活血，使血行而不滞，血脉流畅，痛必自除。川楝子、元胡一行气中血滞，一行血中气滞，两药相伍，气血流畅而无滞阻之态势，是疏肝止痛之良法。全方补养气血，增加化源，动血而不留滞，平肝而痛立除，治本而兼标，病药相合，丝丝入扣，取效在桴鼓之间。同时，治疗过程中也反映出本病规律。

临床实践表明，血色暗红有块，血脉阻滞不通者；血色淡红，脾虚湿滞者，均较多剧痛。血色鲜红，剧痛者极少。说明血瘀湿滞两个类型，较为多见。疼痛与疗程的关系成正比。治疗时间愈长，疗程愈长，疗效愈好。相反，治疗时间短，疗程短，疗效愈差。病程与疗效的关系，病程愈长，疗效愈差；病程愈短，疗效愈佳。

痛经之病无论由溢而虚，冲任胞宫失于濡养，冲任胞宫血运不畅，或诸种因素的干扰和影响所致，服用本药均能取得良好疗效。因此，痛经冲剂是治疗痛经的理想新药。

慢性盆腔炎

慢性盆腔炎是妇科常见病、多发病。多为急性盆腔炎未能彻底治愈，或体质虚弱，病程迁延所致，严重影响妇女的身心健康和劳动能力。我在长期临床实践的基础上，总结出内服盆腔寒痛宁汤剂配合补气解毒煎灌肠的治疗方法，疗效满意。

一、治疗方药

1. 内服 盆腔寒痛宁：人参、苍术、白术、当归、白芍、川芎、云苓、炙甘草、川楝子、元胡、黄芪、炮姜、防己、陈皮、坤草。

2. 灌肠 补气解毒煎：黄芪、防己、地丁、败酱草、蒲公英、红藤。

二、典型病例

胡某，女性，25岁，干部。

患者1991年6月24日因婚后一年不孕，在某医院妇产科行诊刮术。术后五天发热，体温38.5℃，小腹疼痛。6月30日来医院门诊妇科检查，诊为急性盆腔炎，附件有炎性包块，准备收院治疗。患者因有工作任务，须回单位，但当天发热39℃以上，下腹剧痛，经治疗持续不退，又急转他院治疗，经住院治疗后高热虽退，但低温不止，该院妇产科欲行手术治疗，患者因婚后未育，不愿接受，要求服中药治疗，在该院服药半年余，病无著变。后于1992年12月29日来我院门诊就医。妇科检查：子宫轮廓不清，子宫颈上触到较大较硬肿物，活动性差，有压痛，其他附件均触不清。诊为“慢性盆腔炎性包块”。

患者腹痛，腰痛，腹胀下坠，白带清稀量多味腥，偶呈黄色，大便溏，日二次。舌胖质淡边有齿痕，苔白厚腻，脉缓无力。治以内服盆腔寒痛宁煎剂，补气解毒煎保留灌汤。用药一个月后，白带明显减少，大便渐成形，腹痛下坠感消失，白厚腻苔转薄，脉渐有力。

1993年2月2日复诊：腹部触诊，子宫轮廓清楚，大小正常，可活动，轻度压痛，右附件肿物缩小到拳头大，质软，轻压痛，左附件稍有压痛。内服药及保留灌肠药稍加调整，再用一个月。

3月初来院复查：诸症消失，肿物缩小如鸡卵大，活动好，无压痛，子宫及左侧附件正常，停药观察。一年后，见面询及，顺产一男婴。

三、讨论与体会

盆腔炎为细菌感染造成的较为广泛或局限性的炎症病灶，临床多因失治误治而由急性转为慢性，由实转为虚，由热转为寒，多属中医虚寒性“腹痛”及“带下”的范畴。

中医学认为，由于余邪未尽，郁积胞中，以致脏腑功能失调，冲任受损，寒湿瘀阻，脉络不通，胞宫血脉瘀滞，故而发为腹痛。寒湿困脾，脾运失调，水湿不化，浊邪流于下焦，伤及冲任，发为带下。正如《万氏妇人科》指出：“白带者，时常流出，清冷黏稠，此下焦虚损症也”。《血证论》亦云：“带脉属脾经，下系胞宫，若脾土先其失和，不能制水，带脉受伤，注于胞中，因发带证”，“治宜和脾利水，治脾即治带，治带即治水也，以土制水而带脉自愈矣”。因此，我应用“盆腔寒痛宁”以补气健脾，温中燥湿，活血行瘀，平肝止痛。参、芪、炙草补气，二术、云苓、防己运脾除湿去浊邪。归、芍、芎、坤草养血行瘀。炮姜、陈皮，温中调气。川楝子、元胡与白芍为伍，柔肝止痛，又可防其侮土。

慢性盆腔炎虽因失治误治而来，又以脾为主，由急转慢，由实转虚，由热转寒，最后变为慢性虚寒。但因病情复杂，终有虚中夹实，邪气未尽之虞。如见多量白带的同时，偶有黄色。故除内服盆腔寒痛宁之外，还用补气解毒煎保留灌肠。黄芪、防己补气健脾，除湿浊之邪。红藤、蒲公英、地丁、败酱草，解毒清热，以除滞留之余邪。扶正的同时，祛除邪气。内服与灌肠结合，双管齐下，病药相合，丝丝入扣，取得慢性盆腔炎治疗的良好疗效。

子宫肌瘤

案1： 范某，女，44岁，干部，1974年5月8日初诊。患者身体素盛，两年前，正值经行3日，天气突变，感受寒邪。往来寒热，口苦不欲食，心烦喜呕，经水适断，服小柴胡汤，病去经水复来。此后月经周期失其常度，少则一见即去，数日后复来，多则断断续续，3～4周不止，且血量较多，血色渐渐紫暗，间有瘀块，少腹冷痛。多处医治，均未收效。后妇科检查，触及3cm×5cm×4cm的肿物。超声波提示：子宫肌瘤。因来我院就治。

舌质稍暗，边有瘀斑，舌苔薄白而润，脉沉涩有力。证属寒气客于子门，邪热与血相搏，小柴胡汤虽使邪热得除，但寒气未尽，因而经脉凝涩，气血不通，冲任受损，子门闭塞，石瘕生于胞中。治以温经脉破血之法，方用桂枝茯苓丸加减。

处方：桂枝10克　桃仁10克　红花15克　赤芍10克　怀牛膝10克　穿山甲8克　炙香附6克

15剂后，血量增加且多瘀块，瘀血下后少腹轻爽，冷痛减轻，显示药证相合，前方调整，重剂攻逐。

处方：桂枝12克　当归10克　桃仁15克　红花20克　怀牛膝15克　穿山甲15克　炙香附6克　莪术10克　三棱10克

嘱服一个月后再诊。

药后瘀血逐渐减少，血色渐红，血量渐减，又十日而去。舌边瘀斑转淡，脉仍沉涩有力。妇科检查：肿物明显缩小。攻逐瘀血月余，其气无伤，足证有病则病当之，但应药随证变。前方减量，红花改为10克，桃仁改为10克，穿山甲改为10克，又服30剂。月经周期正常。本次经期5日而去，血色及量近于过去，少腹冷痛消失，脉转沉缓。近日来稍觉乏力，偶感心慌。妇科检查：肿物已不明显。超声波提示：肌瘤基本消失。病势已去，虚象亦现。乃重新调整方剂。

处方：党参45克　当归30克　白芍30克　川芎15克　熟地24克　桃仁24克　红花24克　怀牛膝24克　桂枝30克　炙香附15克

共为细面，炼蜜为丸9克重，早晚各一丸，白水送下以善其后。随访观察三年，情况良好。

案2：郑某，女，46岁，干部，1974年3月12日初诊。既往经水正常，因喜怒抑郁，月经忽前忽后，少则10余日，多则50余天。且经期延长，每次均在10～18天，血色紫暗，有瘀块。瘀块下后少腹痛稍减，转而复痛，腰部酸痛。如此一年半有余。半年前发现小腹左侧有一肿物。妇科检查：子宫体增大，质硬，可触及5cm×8cm×6cm之肿物，超声波提示：子宫肌瘤。曾用中西药治疗，终未获效而来我院就医。

患者精神体质均佳。舌质紫暗，舌苔薄白，脉象沉涩。肝喜条达，主疏泄，郁则冲任受损，不能调节气血，故而运行受阻，久而瘀结成块。《女科经纶》谓："善治癥瘕者，调其气而破其血"。治以调气化瘀法，用加减香棱丸。

处方：当归10克　白芍10克　三棱8克　莪术8克　香附6克　桃仁10克　青皮4克

上方服10剂诸症无改变，且腰部酸痛加重。此乃瘀血在下，经脉阻滞，故此症渐著。于上方中加川牛膝10克，取其引药下行，一则强壮腰肾，二则活血行瘀。服20剂后月经周期接近正常，经期缩短，血量渐少，腰痛减轻，空腹时小腹左侧之肿物渐小，但血色仍暗，有瘀块，舌色紫，脉沉涩。从病情变化可知，瘀血尚盛，当加重破瘀以溃其坚。

处方：当归10克　赤芍10克　三棱18克　莪术18克　桃仁15克　红花15克　香附6克　川牛膝10克

上方连服一月疗效益佳。经期5～7日，血量减，血色渐红，瘀块明显减少，少腹疼痛已去。舌紫色渐退，脉涩象渐减，妇科检查：宫体缩小，质渐软。大积大聚，其可犯也，衰其大半而止。然其体素盛，攻两月而气不亏，故减量续攻，为防其衰而加补益之品。

处方：党参15克　当归10克　白芍10克　三棱10克　莪术10克　香附6克　红花8克　川牛膝8克

水煎服一月，诸症均向愈，腰酸痛消失。经期4～5天即去，血量正常，色转鲜红，无瘀块。舌紫色已退，边余小斑点，脉涩象渐去。妇科检查：肿物已不著。超声波提示：肌瘤消失。逐邪务尽，嘱上方间断服之。随访至今，一如常人。

按：子宫肌瘤与癥积似属异名而同病，其病之生，多由脏腑不和，冲任受损，气机阻滞，瘀血内停，久而成为癥积结块。就其病机而言，病程未久者，多邪正俱实；日久者，正气多由实转虚。治疗之法，景岳谓："凡积聚未久，而元气未损者，治不宜缓。盖缓之则养成其势，反以难制，此其所急在积，速攻可也！"故两则治疗方药，均以化瘀为主。如桃、红、棱、莪等皆是，其中棱、莪作用尤佳。黄宫绣谓："莪术于气分逐血，三棱于血分逐气。"两药相合，有相得益彰之妙，俾气血和平，瘀滞以行，经脉自通，癥积自除。所用破瘀药味及药量，当视瘀块之多少而定，此为标本俱实者。随着病情的发展变化，正气由实转虚之时，治疗即应从速减少攻瘀之药，减轻攻破之量。《内经》谓："无使过之，伤其正也。"故两例癥积衰去，即改弦易辙。徐东皋云："养正积自除"，"虚弱之人，必用攻补兼施之法也"。因而后则减少攻破，增加益气养血之品，如参、归、地、芍等，以扶正祛邪，化瘀除积。

治病必求其本，必伏其所主，而先其所因。范案系寒邪客于子门。寒气入经而稽迟，泣而不行，经脉凝涩不通，癥积自成。故于化瘀破癥药中加桂枝，以温化经脉中之寒气，消除血脉中之阴邪，气血和平瘀滞自通。郑案因恚怒抑郁而生。景岳云："恚怒伤肝，气逆而血留。总由血动之时，余血未净，而一有所逆，则留滞日积，而渐以成癥矣"。故于化瘀破癥药中加当归、白芍以养肝血、益冲任；加香附、青皮以调血滞、疏气机。肝气条达，冲任之职自复，瘀块自消。景岳云："凡欲治血，则或攻或补，皆当以调气为先。"两案治疗之始及善后过程中，均有调气药于其间。

临床之际，掌握病情虚实之机，恰当运用攻补之剂，再根据病情特点，灵活选药，丝丝入扣，虽器质之病变，假以时日，亦可获满意疗效。

不孕症

不孕症是妇科常见病，我运用孕特灵方，治疗因排卵功能障碍，或黄体功能不全而导致的不孕症，取得了较好疗效。

一、药物组成及应用方法

该方药物组成有：菟丝子、枸杞子、五味子、车前子、仙茅、仙灵脾、巴戟天、肉苁蓉、紫河车粉（冲服）、何首乌、当归、白芍、川芎、熟地、怀牛膝。于月经第5天连服10天为一疗程。

二、典型病例

王某，女性，30岁，干部，于1993年4月初诊。

主因婚后3年不孕而就诊。经血量少色暗，经期小腹冷痛。平素带下量多，质稀色白，腰酸无力，舌质淡苔白，脉沉细。妇科检查：子宫后位，宫体稍小，其他未见异常。经诊断性刮宫，取子宫内膜病理检查，诊断为分泌期宫内膜，腺体分泌不良。爱人精液常规检查无异常。脉证合参，诊断为肾虚型不孕症。经服用孕特灵3个疗程，1993年8月25日停经45天，经B超检查为早孕，于1994年4月顺产一女婴。

三、讨论与体会

孕育是民族繁衍的根本，历代医家研究不孕者颇多，文献之多浩如烟海。在很多医著中设有“求嗣”“求子”“种子”等门类。《素问·上古天真论》云：“女子七岁，肾气盛……二七而天癸至，任脉通，太冲脉盛。月事以时下，故有子……七七任脉虚，太冲脉衰少，天癸竭，地道不通，故形坏而无子也”。《圣济总录》云“妇人所以无子，由于冲任不足，肾气虚寒故也”。明确指出生殖的根本与肾气、天癸、冲任密切相关，故肾气虚衰是不孕症的根本病机，因此温补肾气，调补冲任是治疗不孕症的根本法则。

排卵功能障碍或黄体功能不全是不孕症的主要原因，现代医学从“丘脑－垂体－卵巢轴”的角度分析，认为与性腺激素分泌不全密切相关。中医学认为“肾为先天之本”“生殖之源”，有文献表明，肾虚型不孕症，大多符合子宫发育不全，卵巢功能不足的诊断，也有资料证明，补肾类中药能促进卵泡发育和排卵，并能恢复雌激素水平。因此我们采用孕特灵，治疗因排卵功能障碍或黄体功能不全所导致的不孕症，疗效显著。方中用五子衍宗丸补肾气并选用温而不燥、补而不峻的仙茅、仙灵脾、紫河车、肉苁蓉、巴戟天以温补肾阳、调理冲任，促进排卵。与首乌四物汤相合，加强养血益阴之效，使阴阳相济，增加排卵功能。正如张景岳所说：“善补阳者，必于阴中求阳，则阳得阴助而生化无穷”。怀牛膝补肝肾，引药直达病所。全方组成合理，阴阳两调，共收温肾养血、调补冲任之功。临床应用未发现任何不良反应，为治疗肾阳虚型不孕症的良好方药。

发　热

无名低热，近年临床颇不少见，男女老幼患此者均多。此病用各种检查，均无阳性结果。用各种解热药、各种抗菌类药物，均无良好疗效。然而用中药，辨证准确，用药得当，常能收到很好的疗效。

一、湿热内蕴低热

湿热之邪，如油入面，侵入体内困脾生湿化热，滞而难除。久而低热不止，一身沉重酸困，食欲不振，胃脘沉闷，大腹满胀，大便黏滞不爽，小溲短赤，舌胖质淡，苔白厚腻，脉濡滑。治疗先使湿热分离，然后分而治之，淡渗通阳利小便，使湿从下夺，湿去而热孤，微汗以表散之，低热自解。

案 1： 陈某，男，36 岁，1993 年 7 月 25 日因低热来诊。

二月前外出遇雨，遍体淋湿。回家后，恶寒头痛无汗，查体温 38.5℃。服去痛片，饮热水后，汗出热解，两天后，复感微寒，发热，周身拘紧沉重，头晕泛恶，食欲不思，便溏溲赤，舌苔白腻，脉象濡滑，体温 37.5℃，红细胞沉降率 6mm/h，抗“O”1∶400。

感受寒湿之邪，服解热药，小汗寒去，而湿留于内。日久湿邪化热，湿热交阻，病必难除。治疗之法，自当先使湿热分离。三仁汤化裁治之：杏仁 6 克，白蔻仁 3 克，薏苡仁

9克，滑石9克，通草6克，竹叶6克，连翘9克，桔梗5克，厚朴3克，甘草梢3克。水煎取200ml，早晚分服。15剂后溲多而不赤，苔已不腻，食欲渐振，他症亦减，体温37.2℃。

湿邪已去大半。针对所余之湿及当散之热，宜重组新方，燥湿表散以善其后。青蒿9克，薄荷6克，苍术5克，厚朴3克，陈皮3克，甘草3克，牛蒡子6克，青连翘6克，焦神曲6克。水煎取200ml，早晚分服。10剂药后，诸症尽除，体温正常。停药观察，追访一月，病未复发。

二、劳倦低热

本病多因烦劳过度，或大病失治，或病后失调，气阳受损，致成内伤低热。类此者，均为后天之所致。后天属脾，本型病例，皆有脾虚之证。临床之际，若不详审病机，见热治热，妄投苦寒，必遏邪于内；恣予甘寒，必恋邪于里，从而导致低热难除。治疗之法，当从脾虚论治。益气健脾，甘温除热，可获良效。

案2：李某，男，45岁，常年劳累，身体瘦弱，一个月前，遇冷发热，体温37.4～37.6℃，整日不退。自此后，乏力酸困，食欲不思，便不成形，强食则多便，腹中辘辘，舌质淡，苔薄白，脉沉弱无力。当地医院治疗无效。1994年4月12日来诊，病属常年劳倦，中气虚损，脾胃运化失调，终致气日以亏，卫外不固，低热内生。治当益气健脾，和胃除热。处方：黄芪15克，人参8克，白术10克，茯苓10克，炙甘草6克，砂仁3克，焦三仙各9克，鸡内金10克，银柴胡6克，青蒿8克。水煎取200ml，早晚两次温服。

上药服三周，体温降至37.1℃，午前已不热，食欲渐振，矢气较多，便已成形，精神好转。病药相合，诸症渐去，体温下降，邪气去而正气将复。上方去银柴胡、青蒿，加炮姜8克、肉豆蔻8克，再服。

调方后，继服一月。体温完全正常，思食便调，精力较充沛，至此病愈。为巩固疗效，上方药量加倍，制成蜜丸，每早、中、晚各服一丸，白水送下，三月后，随访观察，病未复作。

三、阴虚低热

本型低热，亦属内伤，长期情志不遂、饮食劳倦、房劳过度，使脏腑功能失调，阴液亏虚，水不制火，虚热内生，心烦少寐，手足心热，低热不止，有的全天发热，有的午后发热。近年所见阴虚低热，均属肝肾阴虚，故多眩晕，耳鸣，两目干涩，急躁易怒，口干咽痛，有的相火易动，精关不固，舌红少苔、有裂纹，舌面少津，脉细数或弦数。均予滋养肝肾、柔肝潜阳、清热除蒸之法，用一贯煎、六味地黄丸、清骨散三方加减治疗，其热均除。

案3：吕某，女，41岁，1993年7月18日来诊。两年多来每日午后低热，体温在37.7～37.8℃。头晕，口干，两下肢麻木，精神萎靡不振。经多种检查，原因未明，久治无效。

切其脉弦细而稍数，舌无苔略红，舌面满布裂纹。显系肝郁化火伤阴，日久而及于肾，致成肝肾阴虚。法当滋养肝肾，柔肝潜阳，而清热除蒸，予六味地黄汤加味治之。处方：熟地15克，山萸肉10克，山药10克，丹皮8克，茯苓8克，泽泻8克，鳖甲15克，青蒿10克。水煎取200ml，分两次早晚服。

六味地黄丸，系钱仲阳从“金匮肾气丸”中去桂、附而成。《医方论》谓：“此方非但治肝肾不足，实三阴并治。熟地贮补肾水，泽泻宣泄肾浊，萸肉温涩肝经，丹皮清泻肝火，山药收摄脾经，茯苓淡渗脾湿，相佐相伍。”恰是肝肾阴虚的良方。再加青蒿，清肝肾三焦之虚火，加鳖甲清泻肝经虚热，除骨蒸。两药侧重清除肝肾的虚火，火去则阴无耗。与六味合，阴液易复，低热易除。

上方略微加减服一月，头晕、口干、下肢麻木除，精神明显转佳，体温降到37℃以内，偶见37.1℃～37.2℃，舌质仍红，但已有白苔，舌面裂纹尚在，脉仍细弦，病情已去大半，余邪尚未彻底清除。久病肝肾阴虚，上气被耗，故于前方中加西洋参6克、薏米15克、砂仁5克，再服一月，诸症悉除，自此恢复健康。

综观上述三个类型，虽同属低热，但病因、病机、治法则有本质区别。湿热内蕴的低热，因湿热之邪黏滞于里，故其性属实；而劳倦低热与阴虚低热，两者则属虚，两者之间又有本质区别。烦劳过度，损伤阳气，属阳虚低热；火热内蕴，久而不除，阴液耗伤，属阴虚低热。一实一虚又分一阴一阳。性质迥然有别。其病机、治法，亦各不同。属实的湿热之邪，黏滞于里，如油入面，其热难除，当先使湿热分离，湿则淡渗通利，热则微汗表散，湿热方能根除。属虚的气阳损伤，元阳衰败，火浮于外的低热，自当温补肾阳或益气健脾，用甘温之法，“益火之源以消阴翳”，使虚火归其源，其热自解。属虚的阴液耗伤，水不制火，虚热内生之低热，当“壮水之主以制阳光”，滋养肝肾之阴液，即景岳谓“壮水以平之”，虚热自除。

上述低热三种，性质完全不同，临床治疗之际，湿热滞留，误以虚辨治，施以温阳益阴，必愈助其热增其湿，使湿热绵绵无愈期。阳气虚损，误以实辨治，妄投苦寒，必遏邪于里，逼阳外越。阴液耗伤，误以阳盛辨治，迨予温热，必竭其源而枯其根本。由是观之，虽低热三型，有一实一虚之别，又有一阳一阴之分，临床治疗之际，可不详审细辨乎？

肥　胖

肥胖是人体脂肪积聚过多，造成身体超重的疾病。临床上一般以超过标准体重20%者为肥胖。近年来，人民生活水平提高，膳食成分改变，肉、蛋、糖类作为副食消费品日益增多，社会平均年龄的增长，肥胖患者有日益增多的趋势。鉴于肥胖者大多有糖、脂、水等的代谢和内分泌方面的异常，常常并发或加重高血压病、冠心病、糖尿病、高脂血症，以及一些感染性疾病等，对人体健康危害甚大。而现代医学所用的药物及手术疗法，又有显著的毒副作用及禁忌。因此，探讨本病的中医治疗，有着十分重要的意义。近年来，我应用中医中药治疗肥胖病，获得一定效果。兹将个人的粗浅体会介绍如下。

一、与肥胖有关的因素

1. 年龄　肥胖虽然各个年龄组都可以发生，但是，临床上多见于40岁以上者，说明肥胖与年龄有显著关系。从中医学角度来看，“年四十，而阴气自半也，起居衰矣。年五十，体重，耳目不聪明矣”。中年以后，人体由盛转衰，代谢功能也逐渐减退，这时水湿不运，痰瘀渐生，以致身体肥盛，加之中年以后，好静好坐，少于运动，饮食多肥甘，故体重日渐增加。

2. 性别 女性多于男性，特别是经产妇女或绝经期后的妇女。大约与女性肾气之衰退较男性为早，而寿命又较男性为长有关。中医学认为肾气不足，不能化气行水，可致湿浊内聚而引起肥胖。

3. 体质 属于先天禀赋。《灵枢·寿夭刚柔》说："余闻人之生也，有刚有柔，有弱有强，有短有长，有阴有阳。"《灵枢·根结》说："逆顺五体者，言人骨节之小大，肉之坚脆，皮之厚薄，血之清浊，气之滑涩。"阐述了个体的差异性，是由先天禀赋所决定。临床上有的肥胖患者，从婴幼儿时期起，就一直超重，与饮食摄入量无明显关系。门诊见一女性患者，18岁，身高160cm，体重90kg，其母亲、哥哥均肥胖，全家长期限控饮食，仍不能减肥。这种家族性肥胖，与先天禀赋、体质和遗传因素有密切关系。

4. 地理环境 地理环境的不同，对肥胖也有影响。北方地寒多风、水土刚强，北人多剽悍强壮。南方地热多雾露，水土弱，南人质禀相对弱薄。徐灵胎说："人禀天地之气以生，故其气体随地不同。西北之人气深而厚……东南之人气浮而薄。"临床所见，北方肥胖者比南方多，西北地区比东南地区多。

5. 饮食 过食肥甘厚味者，易致肥胖。《素问·奇病论》说："肥者令人内热，甘者令人中满"，过多进食脂肪、糖类食物，多余的热量就会转化为脂肪在体内贮存起来，这一点古今认识是相一致的。

6. 劳作运动 久卧、久坐、缺少运动劳作也是产生肥胖的重要原因。"久卧伤气，久坐伤肉"。伤气则气虚，伤肉则脾虚，气虚脾虚，导致运化失司，代谢失常，精微不能转输，故而肥胖。

7. 精神情志　中医学认为五脏藏神，精神情志失常，必然影响脏腑功能，五脏之间，彼此相关。忧思伤脾、惊恐伤肾、怒伤肝、喜伤心、悲伤肺，一旦脏腑气机失调，也会影响运化功能，使代谢紊乱，发生肥胖。临床常见某些肝胆疾患患者，精神抑郁急躁，肝胆疏泄失职，影响化脂降浊，变生肥胖。

8. 其他疾病　中医学早已认识到，肥胖可以是单独的一个病，也可以是继发于其他疾病之后的一个病，二者之间又互相影响。

二、肥胖的病机

中医学的病机，包括发病、病因、病理生理和证候等四个方面，有关肥胖的病因、证候，前面已经有所述及，这里重点谈肥胖的发病和病理生理。

中医学对疾病发病的认识可以归结到一点，就是认为疾病是人体正常生理活动在某种程度上的破坏，亦即人体内部气血阴阳的失调。把疾病过程，看成在致病因素作用下，邪正之间相互斗争的过程。对肥胖来说，除外在的致病因素外，更强调的是内因。可以这样说，引起肥胖的主要原因，是人体正气的虚衰、卫气的失常等。反映在年龄方面，就是以中年以后发病多，反映在性别方面，女性以产后、更年期发病多。男性性功能低下者，肥胖发病率高。

关于肥胖的病理生理，历代方书语焉不详。根据文献研究和临床实践，可以认为主要表现在湿、痰、水、瘀（脂），其病属于虚证，主要是气虚。

1. 湿　湿分外湿和内湿。“地之湿气，感则害人皮肉筋脉”(《素问》)，是外湿；“肥人湿多……不能避身之湿，即不能避身之暑”(《医门法律》)，是内湿。无论外湿或内湿，都可以影响体内水谷津液的运化转输，而产生肥胖。

2. 痰　痰为津液所化，可以由停湿而成，广义而言，也属于内湿范畴。一般说来，形体比较丰盛的人，痰湿都比较重。《金匮要略》说：“其人素盛今瘦，水走肠间，沥沥有声，谓之痰饮。”就是说痰饮患者，未病之前，身体丰盛肥胖，既病之后，水走肠间，身体才转而消瘦。所以《石宝秘录》说“肥人多痰”。

3. 水　水也可由湿转化积聚而成。水液潴留，或代谢障碍，也可以引起肥胖。

4. 瘀（脂）　血瘀可以由气滞引起，也可以由痰湿转归。此外，由于血中成分不同，脂质增加，也可致瘀。瘀、脂可以互相转化。《内经》就认为肥人“血浊”，浊有瘀的含义，也有脂的内容。妇科肥胖人不孕症，中医方书认为属躯脂阻塞胞宫，影响受精而致不孕，即属于此类。

三、肥胖的基本治法及运用

现在有一种倾向，提到减肥就一定用泻剂，而忽略了造成肥胖的病因是各不相同的。患者的体质禀赋也有差异，肥胖又多系虚证，泻来泻去，结果，不仅未能减肥，反而变生他病。根据对肥胖病因病机的认识，本病在辨证上，一般多定位在脾肾，定性在气虚。其中部分患者又可定位在肝胆，定性为气虚夹瘀。在治疗上，应注意下列八种方法的运用。

1. 化湿法　用于因脾运不健，聚湿而成之肥胖。症见腹满，便溏，舌苔白腻，脉象濡或沉细。常用方剂：防己黄芪汤、二术四苓汤、泽泻汤、济生肾气汤等。

案1：巩某，女性，46岁，1987年4月4日初诊。身高167cm，体重83kg，面白体丰，声短心悸，腰痛，易惊恐，食后腹胀，头面肿，舌淡红、苔白微腻，脉象弦滑。

血脂化验结果：β脂蛋白1256mg/dl，甘油三酯265mg/dl，总胆固醇300mg/dl。曾服用烟酸肌醇酯、血脂平等降脂药及市售减肥茶。效果不明显。考虑患者体丰、面白、声短、浮肿均属气虚阳虚之象，脉弦滑，舌淡苔腻属痰湿中阻之征。叶天士说："如面色白者，须要顾其阳气，湿胜则阳微也。"用温阳化湿法，取济生肾气汤合二陈汤加味。处方：茯苓15克，山药15克，泽泻12克，丹皮6克，山萸肉10克，熟地15克，附片15克，肉桂2克，车前子30克，牛膝15克，法夏10克，橘红10克，炙甘草3克，冬瓜皮30克。4剂后，小便增多，腹胀减轻，遂本原方加减调理。三个月后，体重下降到70kg，血脂复查结果：β脂蛋白680mg/dl，甘油三酯120mg/dl，总胆固醇252mg/dl，基本正常。后继续服药巩固。

2. 祛痰法　用于痰浊肥胖。常用方，轻者二陈汤、平陈汤、三子养亲汤，重者控涎丹亦可选用，兼痰饮者，可仿痰饮门治法，宗何廉臣春泽汤加荷叶法。

案2：刘某，女，34岁，干部，1985年3月15日初诊，身高158cm，体重74kg，胁痛，腹胀，厌油腻，眼干涩，舌红苔薄白，脉弦细。曾长期用防风通圣散，反而右胁肋疼痛加重，气短，乏力，恶心。胁肋为肝之分野，腹胀厌油为肝郁脾虚见症。拟健脾利湿疏肝法，用春泽汤合疏肝饮加减治疗。处方：肉桂1克，猪苓15克，茯苓15

克，泽泻12克，白术12克，荷叶30克，茵陈15克，柴胡12克，郁金10克，砂仁6克，莱菔子15克，8剂后，腹胀明显减轻，加冬瓜皮30克续服。一个月后，体重下降到70kg，半年后体重下降到66kg，胁痛、厌油、乏力、腹胀等症基本消失。

3. 通腑法 以轻泻为主。多用于嗜食肥甘厚味所致之肥胖。常用方为小承气汤、调胃承气汤。清代宫廷医案中有用一味大黄长期服用，"通腑却病轻身"的经验。

案3：徐某，男，58岁，干部，1989年6月3日初诊。身高155cm，体重104kg，腹围118cm。腹胀，嗜睡，嗜食肥甘，行步缓慢，动作不快，反应迟钝，舌红，苔黄厚腻，脉弦数，属饮食过度所致，拟通腑法。

处方：厚朴10克，枳实10克，酒制大黄10克，郁李仁15克，生山楂12克。另用苦丁茶15克煮服。一日一剂，20剂后，体重下降到98kg，腹围115cm，腹胀减轻，以后续有好转，但终因患者不能配合，不能节制饮食，又不愿从事运动，体重最低时保持在95kg，不再下降。提示我们，除药物治疗外，还应当采取饮食控制、适当运动等方法，综合治疗，才能取得好的疗效。

4. 健脾法 肥胖以健脾补肾为正治法，健脾即可以化湿、利水、消导、祛痰。常用方如异功散、枳术丸、五苓散、参苓白术散等。

案4：吕某，男，40岁，干部，1986年12月15日初诊。身高169cm，体重82kg，腹围88cm，胸闷，气短，自汗，纳呆，尿少，口腻，舌淡苔黄腻，脉濡滑。

患者自述一年前，中脘满闷，继之腹胀，继之肥胖。《内经》说："诸湿肿满，皆属于脾。"拟健脾利水法。用五皮饮合异功散加味。

处方：桑白皮15克，陈皮10克，茯苓皮15克，大腹皮15克，生姜6克，党参15克，甘草6克，冬瓜皮30克，白术10克。每周四剂，半年后复诊，体重减至74kg，腹围减至82cm，后此肥胖得到控制。

5. 温阳法　用于肥胖兼见自汗、气短、动则气喘、乏力、腰痛、劳倦、畏寒肢冷等气虚阳虚表现者。此时气虚不可再行气，肾虚不可复利水。当施以温剂，如济生肾气丸、甘草附子汤、苓桂术甘汤等。

案5：张某，女，27岁，干部，1988年10月21日初诊。身高160cm，体重78kg，婚后三年未孕，畏寒，便溏，经行后期，舌淡苔薄白，边有齿痕，脉沉细无力。根据证候分析，病在肾波及脾，证属阳虚，用温肾健脾法。

处方：人参6克，杜仲15克，白芥子15克，白术12克，苡米24克，熟地30克，山萸肉12克，茯苓15克，肉桂3克，益智仁12克。此方补火生土，肉桂实为要药。此方前后共服40余剂，后原方剂量加倍配成丸剂再服。约半年后，与患者相遇谓，去冬已不畏寒，大便正常，月经周期已准，体重下降到68kg。最近月经未至，体重又有增加，经妇科检查，已经怀孕两月余。服中药后，不仅肥胖得到控制，而且治愈了不孕症，这是一个比较特殊的病例。

6. 利水法　有微利与推逐之分。此类患者多有水病见症。如浮肿、尿少、腹胀等，微利如五皮饮、导水茯苓汤、小分清饮之类；推逐如舟车丸、十枣汤之类。

案6：陈某，女，44岁，工人，1989年4月15日初诊。身高162cm，体重76kg，腹围90cm。眩晕，胸闷，腹胀，便秘，眼睑处有黄色瘤，颜面及两下肢浮肿，指凹性Ⅱ°

以上，尿少而黄，舌淡红，苔白厚腻，脉弦细。血脂化验结果：β 脂蛋白 980mg/dl，甘油三酯 286mg/dl，总胆固醇 306mg/dl，血压 170/100mmHg。此为心阳不振，中焦不运，水湿之邪停滞，则颜面及下肢浮肿，尿少，湿化为痰，痰热上扰，而致眩晕，痰浊瘀滞，胸阳受阻，则胸闷胸痛，用微利与推逐并用之法。以苓桂术甘汤合泽泻汤、十枣汤，加味治之。

处方：茯苓 30 克，桂枝 10 克，白术 12 克，甘草 6 克，泽泻 30 克，芫花 6 克，大戟 6 克，煨甘遂 8 克。

前后共服 60 余剂，体重下降至 67kg，腹围减至 84cm，血脂各项指标均降至基本正常范围。嘱其继续服药，以控制肥胖发展。

7. 疏肝利胆法 用于肥胖兼有肝郁气滞或血瘀等证。患者多有胁痛、急躁、眩晕、倦怠、腹胀、食欲不振、嗳气等表现，甚者可以出现黄疸。常用方如温胆汤、疏肝饮（柴胡、郁金、姜黄、薄荷）、消胀散（砂仁、莱菔子）。疏肝饮、消胀散是方药中先生的经验方。

案 7： 吴某，女，48 岁，工人，1987 年 11 月 12 日初诊。身高 162cm，体重 83kg，腹围 78cm。胸胁满闷，腹胀少矢气，食欲不振，烦躁，嗳气，泛恶，下肢指凹性浮肿，尿少而黄，大便时干时溏，或先干后溏，舌质淡红苔白厚腻，脉沉弦，此属肝郁气滞，木盛侮土，土虚不运，水湿不化，阻塞气机升降，聚而为湿。当用疏肝调气、健脾利湿法治之。

处方：柴胡 6 克，郁金 10 克，姜黄 10 克，薄荷 6 克，砂仁 5 克，莱菔子 10 克，旋覆花 10 克，防己 30 克，白术 15 克，车前子 30 克。水煎服 20 剂，食欲渐佳，矢气增多，嗳气减少，胸胁满胀已不著。尿量增加，下肢浮肿渐去。上方加减调理，续服四月，体重减至 69kg，腹围降至 71cm，诸症基本消失。嘱其加强体力活动，控制高脂饮食，停药观察。半年后相遇，体重未明显增加。

8. 消导法　用于饮食自倍而致之肥胖。一般消肉食积用山楂，消面食积用神曲、谷芽，合而成方叫三仙饮，对营养性肥胖有一定效果，常用方如保和丸之类。

案 8： 胡某，女性，36 岁，工人，1987 年 7 月 18 日初诊，身高 158cm，体重 76kg。胸脘痞满，腹胀时痛，嗳气吞酸，胃脘灼热。自觉有热气上冲，头汗出，舌苔厚腻而黄。脉象数滑。此系门诊老病号，一年前经常感冒，体质中等，而后食量逐日增多，每餐均 4 ～ 5 两，饭后仍觉不饱。此后诸种症状相继出现。困不欲行，体重明显增加，直至不能坚持正常工作。钡餐造影、B 型超声检查，均未发现阳性结果，空腹血糖在正常范围。上述诸症，显然系饮食积滞，脾胃不和所致。舌苔厚腻而黄，是胃有湿热的征象；脉象数滑主宿食痰涎。患者脉数，数为热，当消谷引食。纳化失常，宿食停积，痰涎湿热流注，用消积导滞法。以加味保和丸治之。

处方：陈皮 10 克，清半夏 10 克，莱菔子 10 克，茯苓 10 克，焦山楂 10 克，焦神曲 12 克，连翘 10 克，焦山栀 6 克。

上方随病情调整服两月余，诸症相继消失。后以上方药量加倍，配成丸剂，服三月，体重减至 62kg，病未再作。恢复工作至今。

以上这些肥胖的基本治法和验案，说明对肥胖只要坚持中医辨证论治的理论和治疗原则，是可以大大扩展视野，提高疗效的。中医治疗肥胖，绝不限于一个方法，更不限于一方一药。当然，影响控制肥胖的方法很多，诸如节制饮食、饥饿疗法、体育锻炼、精神调摄等，对于防治肥胖都是有益的。

诊余漫话

谈探索、掌握、运用规律

为医之要，在于探索规律、掌握规律、运用规律。

医学是自然科学的一个组成部分，有自己的规律，也是按照自己的固有规律向前发展的。作为医生，就必须探索规律，包括急性病和慢性病的规律、方药运用的规律等。只有掌握了规律，才能成竹在胸，临阵不慌，也才能应手取效。急性病的规律和特点是：邪正俱实，起病急，病程短，病情重，变化快。古有“走马看伤寒，回头看痘疹”之说。因此治必有胆有识，大剂频服，才能挽救于危殆之顷。如我治一上行性脊髓炎患者，发病急骤，进展极快，一天多时间，全身软瘫，自主呼吸消失，行气管切开术，以人工呼吸机维持。高热近40℃，意识朦胧，多种西药齐进，病情仍未控制，因大便燥结四日未行，腹胀难忍，舌苔黄燥，脉象数疾。欲大剂攻逐，然而诸医有谓肠已麻痹，攻之无益，有谓病情如此沉重，难于承受通下。其实阳明腑实证的特点和规律，已无可辩驳地呈现在眼前。此时，只有以大剂荡涤阳明燥结与内燔毒热，才能争得一线生机。否则，以常药论治，势必因药不及病而延误治期，因之急投大剂大承气汤加蒲公英、连翘。两剂后，自主呼吸恢复，病情趋向和缓。急病之宜攻者如是，急病之宜补者，亦当如是，方能取得速效。如我治一咯血患者，身体健壮，素无所苦，一日因过劳而咯血盈碗，每日 1 ～ 2 次，20 余日已去，屡用垂体后叶素等止血药，咯血不减，面色晄白，舌胖质淡苔白，脉缓大无力。此过劳而中气暴伤，气伤则血不固。“肺者，气之本”，因而肺先受之。予补中益气汤治之，10 剂未效。后悟及气暴伤者，小剂无益，宜制大其服。因而原方加大剂量再服，2 剂药下，获瘳。观此非辨证之不确，亦非用药之不当，乃药力不足之故耳。急病之宜攻宜补者如是，其他亦如是。慢性病的特点和规律是：邪正俱虚或本虚标实，病程较长，病情复杂，变化缓慢，宜缓缓调理。如我治一患慢性肠胃炎 30 年者，骨瘦如柴，三餐不足 2 两，食后胃脘满闷，腹胀便溏，舌胖淡少苔，脉沉细无力。此气阴均虚，胃气已薄，机能已弱，升降失调。不仅食物难于消化，药液亦难以吸收。此时若用苍术、白术之温燥，必损阴滞气；用生地滋养，必留中腻胃。乃以益气健脾、消食调气法，小剂资生汤加减治之。并嘱软食，少量、多餐。一月后，诸症渐渐缓解，食量渐增至半斤，继之调理年余而愈。此中气久虚，脾胃运化功能减退，日常饮食纳化已难胜任，若投以重补，非但于病无益，而且必致胸脘痞闷，郁滞不舒。病至此时，抓住特点，沿着发病的规律，缓缓调理，可收全功。

方剂的组成亦应寻求其规律。临床之际，必须药证合拍，丝丝入扣，方能收到桴鼓之效。这方面张仲景做出了示范。如栝楼薤白半夏汤，我用于临床，治疗多例痰湿阻滞型冠心病，都取得良好疗效。主要原因在于方药组织的巧妙，用以治疗痰湿阻滞的胸痛，丝丝入扣。该方针对的主症为：胸闷痛，心悸，短气，舌苔白厚腻，脉濡滑。其病机为：心体阴而用阳，心居胸中，胸为清阳之府，不为阴邪所干，而痰湿恰为阴邪，今痰湿踞胸中，必然干扰心阳，阻塞心脉，从而发生一系列胸痹不得卧，心痛彻背，背痛彻心的证候。张仲景用宣痹通阳的栝楼薤白半夏汤治疗，可谓恰到好处。薤白辛温通阳、散滞逐寒；半夏苦温燥湿祛痰；白酒辛热通阳。这些臣使之药，都是针对痰湿之阴邪而设。病痰饮者，当以温药和之。虽非君药，但都必不可少。方剂中应用最妙的是一味君药瓜蒌，此药性属寒润，于痰湿之邪为患似非所宜，恐其助阴伤阳。然而其涤除胸膈痰湿之效，却非他药可比，仲景独取其长，不仅用此药，而且以之为君。君药确定之后，又考虑与之相对应的配伍药，推敲每个药的用量。如此组成一个药味三与一之比，用量也基本是三与一之比的方剂。这样配伍应用，瓜蒌之寒性已被抵消，其助阴伤阳之弊亦不复存，从而能更好地发挥其涤除痰湿的作用，自然胸痹能宣，心阳得通。此为张仲景制短扬长的组方规律。《伤寒论》治疗伤寒脉结代、心动悸的炙甘草汤的组成，是动静结合的组方类型。此方治津血虚衰，真气不足所致之脉结代、心动悸。原方炙甘草、麦冬、生地、阿胶、大枣等多属益阴之品，用量较重，而人参、桂枝、生姜、酒均为阳药，用量较轻。实际上是一组阴药，益阴补血；一组阳药，益气通阳。而仲景除益阴补血、益气通阳之外，还有一番心意在其间。阴药多静，阳药多动。在这种情况下，阳药需要阴药的制约，才能更好地益气温阳，而不致阳气过亢；阴药又需要阳药的推动，才能充分发挥其滋养作用，而不致泥滞中焦。所以仲景在炙甘草汤中，用大队的、大剂量的阴药以益津血，又以一定比例的阳药转输而敷布之。这是张仲景为后世创制的阴药与阳药、动药与静药相结合组方的法则。他创制的法则，是经得起重复验证的。我于1959年曾接治一位脉结代、心动悸的患者，临诊时，拿出前医治疗的处方，是炙甘草汤加减，服30余剂，未见效果。四诊合参，病为津血虚衰，真气不足。我用《伤寒论》原方并按原比例施药，加酒煮服，5剂病瘥。于此可以看出，仲景组方配伍的规律，是比较严格的，临床之际，遵循这个规律，方能取得良好疗效。剂量的使用也有规律，同样几个药物组成的方剂，因为用量不同，其性质、作用、适应证等，可以完全不同，其方名也随之改变。临床上因剂量适宜而收卓效，因剂量不当而治疗失败者，屡见不鲜。如厚朴大黄汤、厚朴三物汤、小承气汤均以厚朴、枳实、大黄组成。因用量不同，而方名、作用各异。三方之证，一为支饮胸满；一为痛而闭；一为腹大满不通。饮为阴邪，胸为阳位，支饮胸满为饮塞胸中，阴邪踞于阳位，阳气凝而不行，故用宽胸涤饮之厚朴一尺为君，大黄六两直决地道，使饮邪顺流而下，枳实四枚，为胸满不可少之药也；痛而闭，为内实气滞，腹痛大便不通之证，故用厚朴八两以行气，气行则不滞，佐用枳实五枚，以泄气止痛，大黄四两以通腑气，自然痛止便通；腹大满不通，为宿食积滞与热邪相搏，不得排除所致，自当以荡涤肠胃，推陈致新之大黄四两，以攻积泄热，厚朴二两以除脘腹之满胀，消痞利膈则依三枚枳实之功了。

小承气汤，枳、朴量少，且三药用煎，欲大黄之荡涤；厚朴三物汤，枳、朴量大，且先煎，后纳大黄，欲枳、朴之行气止痛；厚朴大黄汤，大黄量多，欲其通地道而除饮邪也。三方仅三味药，唯剂量不同，则有三种不同的作用、三个不同的方名。

张仲景在不同的方剂中，因治疗的病证不同，所用药物的剂量也随之改变。如五泻心汤中之黄连，均用以健胃消痞，其用量均为一两。而葛根黄芩黄连汤、干姜黄芩黄连人参汤、黄连汤中之黄连，因用以清泻实火而解毒，所以其用量均为三两。

于此不难看出，无论急慢性病，其方剂组成、剂量应用等，都有各自的规律。临床之际，又要在总的规律下，得到有机的统一，方能奏著效，起沉疴。于此可以看出，为医者，探索规律、掌握规律、运用规律之重要。

杂议用药

中医治疗疾病的主要手段是用药。用药包括配伍、剂量、服药时间等，尤其是药证必须相合。于此，首先要辨明疾病的特点和规律，因为关系到疗效的好坏和优劣，所以欲取得良好的疗效，必须药证合拍，丝丝入扣。这方面，内容颇多，试举出临床常见，而且带有规律性的用药特点。

一、老龄患者冲墙倒壁之药宜慎用，小剂轻投，恰合病机。临床医疗，所治男妇老幼多矣，近年来，老龄者尤多。其中经验不少，教训亦颇多。其原因总在老龄病的特点和规律不清。《阴阳应象大论》说："年五十，体重，耳目不聪明矣。""年六十，阴痿，气大衰，九窍不利，下虚上实，涕泣俱出矣"。年已至此，机体各器官的功能都日趋退化，这是做医生应该了解的自然规律，也是临床治病应该掌握的特点。此外，这个年龄段的患者，虽都有个体差异，但他们的普遍规律，是身体弱，气血虚，病程长。自然衰老，加上病情消耗，对此等病的治疗，不能求速功，应该小剂轻投，缓缓调理，方可收全功。冲墙倒壁之药，断当慎用。一脾胃虚损患者，年逾七旬，常大腹胀满难忍，前医未解"塞因塞用"之理，竟长期使用枳、朴、槟榔、木香等通气药，药后虽一时取效，继则胀满更甚。因过用通破，使气不能固，致成弥漫性胃出血，不得已而行胃次全切术。术后气血更虚，病由脾胃虚损，又至合并肝肾阴虚，此时，延余诊治。见体质消瘦，面色黝黑，两耳轮干枯，日食不足半两，大便量少微溏，舌嫩红无苔，肢末冰冷，脉沉细无力。患者年高体弱，又值出血术后，气血俱虚，大剂进补，于病无益，胃亦难于吸收，当小量调补，又少量频服。处方：两洋参粉 6 克（冲服），沙参 6 克，麦冬 6 克，当归 6 克，枸杞子 8 克，川楝子 4 克，砂仁 3 克，鸡内金 6 克。如此加减调治年余，病势渐渐消去，四末皆温，肢体活动灵活，耳轮转红润，日食三四两，舌质嫩红有苔，脉象已起且有力。至此，病已痊愈。年近八旬的老人，精神矍铄，毫无龙钟老态之象。

该患者发病之初，本非实胀，通破之药当为宜忌。既为虚胀，治疗之法，则宜"塞因塞用"，静药调补，使中气渐复，脾胃健运，上下通调，则胀满自除。若见胀不分虚实，径直破气消胀，对已虚损之脾胃，必有虚虚之祸。临床用药，不知宜忌，致成弥漫性胃出血，实医之为害也。幸而手术修复，虽气血虚衰，肝肾阴虚，但因遵照老龄人的疾病规律和特点，采取正确有效的治疗措施，小剂轻投，缓缓调理，虽年近八旬，终获良效。

二、服药时间亦为临床治疗的重要环节。它与方药和患者病情的各个方面，丝丝入扣，方能取得好的治疗效果。先师岳美中嘱告：为医者，要精心致学，在医疗的诸多方面，都要研究的入细，临床应用时，方能得心应手。服药的时间，多不为人所重视。一般习惯于水煎，早、晚或早、午、晚分服。其实不然，其中有许多关系到疗效的学问。历代医家，对此有颇深的研究。《伤寒论》桂枝汤服法：“半日许令三服尽，若病重者，一日一夜服，周时观之，服一剂尽，病证犹在者，更作服，若汗不出，乃服至二三剂”。张仲景严格把握病机，准确掌握服药时间，直至遍身漐漐，营卫调和为度。李东垣在《脾胃论》中，根据不同病情，确定不同的服药时间，如“饭后服”“空腹服”“临睡服”等 50 余种服药时间。非此不为恰合病机，疗效亦将受到影响。如因失眠当服安神镇静药的患者，应问明其是入睡困难、睡眠不实多梦，还是醒得过早。若入睡困难，则宜在睡前半小时服药，药后即卧床休息，待药力发挥，即可入睡。若入睡不难，而睡 2 ～ 3 小时后即醒者，则宜临睡服，入床即睡，待将要醒来时，药力已发挥作用，此时即可不醒，而继续睡去。否则，不根据病情确定服药时间，例如，睡前数小时即将安神药服下，这时患者正在活动，半小时后睡意产生，此时不睡，第二次睡意则难以再来。因此，正确决定服药时间，也是提高疗效的一个重要环节。温氏在《医药报》指出：“缺血性脑血管病的发生，与降血压药的服用方法不当有密切关系。高血压患者在服用降压药时，若按常规服药方法，即每日药的剂量按早、中、晚分三次服用，则其发病率明显高于按生物钟时辰药理学理论服药的患者。”故尔服药时间亦当认真研究，切实掌握。

三、注意药量与身体强弱、病程长短的关系。按临床医疗的一般规律，身体弱者，多病程长，对药的耐受性差，药量宜小，多则于病体有害。体质壮者，病程短且急症多，急症则宜急治，药量宜大，小则于病无益。

药量大小与患者的个体差异密切相关。就失眠而言，常见的有胃不和则卧不安；肝郁化火，助心火而阴阳失调所致失眠；心气虚损，神不守舍所致失眠；胆气虚，易惊失眠；心肾不交，水火不济所致失眠等。消除致病之因，失眠自除。但对此等失眠，酸枣仁与相关药配合均有治疗作用。其用量，则根据个体差异各有不同。我在数十年的临床实践中体会到，患者体质稍好，用量可稍大，以 18 ～ 24 克为宜；体质较好，病程较长，时服西药镇静药，对镇静药已有耐受性者，以30克为宜，还要配合蚧类潜阳镇静药，如紫贝齿、牡蛎等；体质好，病程短，失眠又甚者，宜加大药量，再加潜镇药，如龙骨、磁石等；身体瘦弱，长期失眠，曾服用西药安眠药，效亦不佳者，宜调补机体，同时用酸枣仁 15 ～ 20 克为宜；脑力劳动过度紧张，长期失眠不愈者，宜安排其适量体力劳动，同时用酸枣仁 30 克，龙骨、牡蛎各 24 克为宜。患者失眠同时心烦较甚者，宜酸枣仁适量加栀子 6 ～ 10 克。如此治疗，大部分失眠患者可获痊愈。此已为临床实践反复证明。

临床方药配伍与用药剂量

王国三老师对剂量的研究很重视，每张处方的药量都极有分寸，临床上因辨证准确、配伍得当、剂量适宜而收效卓著。我们侍诊在侧，有言必录，现整理如下。

金元时代李东垣《脾胃论》中应用的木香干姜枳术丸，“破陈寒滞气，消寒饮食”。因为脾胃虚寒，所以白术两半，配干姜五钱；散寒滞之气，则用枳实一两，配木香三钱。一组术、姜二两，一组枳实、木香一两三钱，共为温中补虚、行气化滞。此证此方此量治疗此病，丝丝入扣。一脾胃虚寒患者，腹胀，畏寒，便溏，苔白，脉沉细。就医于某医院，处方：潞党参 10 克，干姜 10 克，木香 10 克，枳实 15 克，白术 10 克，水煎服。十余剂后，便溏稍好，后而腹胀更甚。乃延师诊治。师谓：前医辨证正确，方药得当，唯剂量不合。参、术、姜为静药，温中补虚，木香、枳实为动药，破气化滞。细析此病，脾胃虚寒是本，气机滞塞是标，是随本虚而出现的，所以温中健脾的这组静药，量宜大；调理气机，又能使静药运化，不致中满的动药，量宜小。前医加大破气化滞的药量，则与病不合，不仅于脾胃虚寒无益，而且使病初的实胀变为虚胀，所以患者服药后，腹胀益甚。我们遵师意，重新开列此方，调整药量，服药 20 余剂，诸症霍然。

《金匮要略》胸痹心痛短气篇有“胸痹不得卧，心痛彻背者，栝楼薤白半夏汤主之”。此方是治疗胸痹心痛的有效方剂。老师临诊用之，无不收桴鼓之效。一冠心病患者，体质肥胖，发病5年，经常有心前区闷痛，且向左肩部放散，舌体胖大，质淡，苔白厚腻，脉象沉滑。因病程较长，多处治疗，患者出示数剂旧日服过的药方。展视之，大部为栝楼薤白半夏汤。师示意开方：瓜蒌18克，薤白15克，清半夏10克，水煎加白酒三小杯，取汁10ml，早午晚三次分服。我等询问，前医用过无效，为何还用？师谓剂量之差，服5剂再诊。复诊时，患者笑逐颜开，谓心前区闷痛5年，服药甚多，收效极微，今服药5剂，病去大半。师谓：胸痹心痛，为胸中痰湿阻塞心脉，治疗之法，自当通阳宣痹，苦温除湿。半夏苦温，燥湿祛痰；薤白辛通，散滞逐寒；白酒辛热通阳，可助薤白、半夏之力。胸痹心痛为痰湿之邪所致，痰湿为阴邪，阴邪用寒润之瓜蒌为君的方剂治疗，其妙亦在于此。瓜蒌性虽寒润，但涤除胸膈痰湿之效却非他药可比。薤白、半夏、白酒三药合用，有监制瓜蒌寒性之功，而无助阴伤阳之虞。辛热与寒润药呈三与一之比。四药相伍，除痰湿而通心胸之阳，所以疗效自然可期。后又略微加减，服药两个月，诸症消失。

一脉结代，心动悸患者，发病于热病之后，津血虚衰，真气不足。病已三月，多医治疗不效，后延师诊。师曰：伤寒脉结代，心动悸，炙甘草汤主之。方中炙甘草、麦冬、生地、阿胶、大枣等多属益阴之品，用量多较重；而人参、桂枝、生姜、酒均为阳药，用量较轻。实则一组阴药，以益阴补血；一组阳药，以益气通阳，老师谓：阴药多静，阳药多动。阳药需要阴药的制约，才能更好地益气温阳。阴药又需要阳药的推动，才能充分发挥其滋养作用，而不致泥滞中焦。所以仲景在炙甘草汤中，用炙甘草、麦冬、生地、阿胶、大枣一斤十四两的阴药以益津血，又以参、桂、姜八两的阳药转输而敷布之。使阴药与阳药，动药与静药，相互配合，相互配伍，因而临床上能收到良好的疗效。

我们随师侍诊数年，发现来诊者，老年人尤多。老师对每例患者都细心追询病史，全面了解病情，辨明虚实寒热，然后归纳分析，立法处方。我们体会最深的是对老龄患者的治疗，除注重个体差异、注重调补之外，药用剂量均小。问询老师其故为何？师谓：《阴阳应象大论》说："年五十，体重，耳目不聪明矣。""年六十，阴痿，气大衰，九窍不利，下虚上实，涕泣俱出矣。"年已至此，机体各器官功能都趋于退化，这是我们做医生的应该了解的自然规律，也是我们临床治病时应该掌握的特点。此外，这个年龄组的患者，病程都长，自然衰老加上病情消耗，多数气血俱虚，对此等病，不能求速功，应该小剂量药物缓缓调理，冲墙倒壁之药，当为禁忌。

李东垣服药温度、时间及引药理论的探讨

李东垣运用其脾胃学说的理论，除对方剂、药物、剂量应用等方面都有比较精深的研究外，在临床治疗过程中，以经典著作为指导，恰当地确定服药时间、服药温度及引药的使用，使脾胃学说更加系统，更臻完善。

一、服药温度

1. 热服 东垣治疗脾胃病，其煎液热服者，一为热服上行，以助阳升；一为热服以升阳助汗。胃风汤治“能食，麻木，牙关急搐，目内蠕瞤之证”。方中麻黄、羌活、藁本、白芷、蔓荆子、苍术散风胜湿，温通经络，干姜、草豆蔻温胃寒，黄柏清郁热，当归、炙甘草、大枣缓中安胃补虚。其病本在于中阳不足，胃阳不振，郁而生风，升麻、柴胡、葛根下取其升发清阳之功。煎成热服者，助药力之上行，清阳之上升也。助阳和血补气汤亦煎成热服，治因服苦寒药太过，清阳之气被遏而九窍不通。此时，在益气养血的基础上，升清阳、散火郁的药物，煎成热服，才能使其气通达清窍，血气安和。

取热服以助汗者，麻黄人参芍药汤当推一例。脾胃虚弱，冬居旷室，久卧热炕，热收于内，元气损伤，阳气外虚，卫外不固。又因衣服单薄，重虚其阳，在表之寒，壅遏里热，使火邪不得发越，迫血妄行。方中参、芪、草补中益气，归、芍养血和营，麦冬、五味子益阴清热，除此之外，疏散表寒，发越火邪，又势在必行。因而加辛温之麻黄、桂枝，再取热服，必然汗出血止而愈。东垣谓：“言其汗者，非正发汗也，为助阳也。”脾胃虚弱之人，用益气升阳法，使脾胃机能健运，升降调，营卫和，不发其汗，亦自然絷絷汗出。《伤寒论》桂枝汤条下，服已须臾，啜热稀粥一升余，以助药力。两者用意，如出一辙。

2. 温服 温服者，均取其助药力之升发，清阳之四布。补脾胃泻阴火升阳汤治中气损伤，清阳下陷，阴火上乘，因而怠惰嗜卧，四肢不收，骨节酸痛，胸满气促，精神委顿，大便泄泻，小便赤涩者，故以人参、黄芪、苍术、炙甘草补脾胃之元气，黄连、黄芩、石膏泻上乘之阴火，柴胡、升麻、羌活升下陷之清阳。取温服者，助清阳之升发也。“风寒汗出，肩背痛，中风，小便数而欠者，风热乘其肺，使肺气郁甚也”，取通气防风汤泻其风热。以黄芪、人参、甘草益肺气，升麻、柴胡升清阳，白蔻、橘皮、青皮调理肺、脾、胃之气机，黄柏引热下行，羌活、藁本、防风散太阳之风寒，泻肺经之风热。复取温服，则阳气舒伸，气通而痛止，小溲亦自调。升阳益胃汤等的温服，亦不外此意。

热服与温服，有时证与药相似，而实则不同。如麻黄人参芍药汤之热服与通气防风汤之温服，同中有别。脾胃虚弱，元气损伤为其共同基础，而麻黄人参芍药汤之重虚其阳，表寒壅遏里热，火邪不得发越；通气防风汤之肺气旺盛，感受寒邪，郁而化热，则为其个性。故前者热服，助阳透表取汗；后者温服，开泻肺经风热。东垣临证治疗，药取温服、热服，均有恰当尺度。

3. 冷服 冷服者，有清胃散、藿香安胃散等方。清胃散“治因服补胃热药，致使上下牙痛不可忍，牵引头脑，满面发热火痛，此足阳明别络入脑也。喜寒恶热，乃是阳明经中热盛而作也”。故重用黄连，直泻阳明胃经火邪，以清其源。生地、丹皮凉血清热，以洁其流。当归活血通络，升麻引药入阳明经。煎成冷服者，因喜寒恶热之病性而定，欲其协诸药以清胃火。藿香安胃散“治脾胃虚弱，不进饮食，呕吐不待腐熟”。此为中气损伤，运化失司，寒湿中阻，升降失调。藿香醒脾化湿，丁香、生姜温中降逆，人参、橘红益气调中。“和渣冷服者”，热因寒用，反佐以治之。

东垣汤剂之热服、温服、冷服等服法，在于适应脾胃之寒温，因其好而与之，因其性而取之。欲助药力之升浮者，多取热服或温服；欲助药力之降泄者，多取冷服或微温服。寒热易其性，升降易其气。这些在《脾胃论》各方服法下，均有所体现。

二、服药时间

1. 临卧服 “服苦寒药太过，而真气不能通九窍”，因而“眼发后，上热壅，白睛红，多眵泪，无疼痛而瘾涩难开”者，皆因清阳之气，受苦寒药之阻塞，不能通达上窍，故东垣用助阳和血补气汤治疗。升麻、柴胡、防风、白芷、蔓荆子，使清阳以升，头目以明，使火郁以发，风热以散；黄芪、炙甘草扶助正气；当归和血养肝。“去渣热服，临卧”，取阳生于阴，终致清阳之气上升，气补而血和。麻黄人参芍药汤之“去渣热服，临卧”，取热服以助汗，安卧以血静。因外感寒邪，内虚蕴热吐血。故用麻、桂辛温以散表寒；参、芪、归、草益气补血以健脾胃；麦冬、五味、芍药清热和营，以收耗散之阴。庶寒邪散，中气健，阴血复，诸症除。

2. 五更服 五更当为阴尽阳生。东垣诃梨勒丸“治休息痢，昼夜无度，腥臭不可近，脐腹撮痛，诸药不效”。服药须“五更，三日三服效”者，以脾胃虚寒，湿浊内生，清阳下陷，滑泻无度，故用诃子涩肠止痢；椿白皮除湿厚肠；母丁香温脾止痢，化浊除湿，再结合五更服药，从阴引阳，清阳升发，久痢自止。

3. 空心服 “大便闭塞，或里急后重，数至圊而不能便，或少有白脓，或少有血，慎勿利之，利之则必致病重，反郁结而不通也”。《素问·太阴阳明论》云：“饮食不节，起居不时者，阴受之”。太阴脾阳受损，脾机不运，湿浊不化，升降失常，东垣治以升阳除湿防风汤，用重至四两之苍术为主药，重在除湿，湿化脾运阳升而阴气自降。空心服者，使药力迅速下达，导其湿而运其脾，大便自调。润肠丸、导气除燥汤等，均取空心服法，其意亦均在使药力迅即吸收下达，使大便通利，尿窍启宣。

4. 宿食消尽服 东垣云：“空腹在旦是也”。《素问·脉要精微论》云：“以平旦阴气未动，阳气未散，饮食未进，经脉未盛，络脉调匀，气血未乱”。东垣治“四肢满闷，肢节烦疼，难以屈伸，身体沉重，烦心不安，四肢懒倦，口失滋味，腹难舒伸，大、小便清利而数之症，所用调中益气汤，取“带热，宿食消尽服之”。此时服药，参、芪、术、草之益气补中，升、柴之升清，木香、橘皮之转运脾机，均能更好地尽其药性。使四肢百骸、五脏六腑，俱受其益，诸症自可尽除。

5. 食前、食后服 凡脾胃虚弱，厌厌不能食，呕哕吐逆，膈咽不通，大便或秘或溏，东垣治用异功散、丁香茱萸汤、和中丸等，尽取食前服。先服药，继则进食，使水谷之气与药力相合，恋而留之，充分作用于脾胃。通气防风汤、羌活胜湿汤等，均取食后温服，欲使药力随水谷之气，开泻肺经风热，解肌表而利膀胱，开散太阳经气之郁滞。

6. 食远服 食远之时，煎成于半空腹时服之，以便于药物的吸收。东垣治饮食汗出，用安胃散，黄连清胃火，生草缓其急，乌梅、五味子酸收敛汗，熟甘草复耗散之津，升麻引药入足阳明经。此时服药，乘慓悍之卫气稍衰之时，按而收之，汗出可止。东垣“治老幼元气虚弱，饮食不消，脏腑不调，心下痞闷”，用橘皮枳术丸，亦取食远服。因元气虚弱，饮食不消，脾胃已呈病态，半空腹时服药，可强人胃气，令胃气益厚，虽猛食、多食、重食而不伤。他如补中益气汤、清暑益气汤，均为食远服，其用意亦多如是。

7. 早饭午饮之间服 升阳益胃汤取“早饭午饭之间服之”。东垣用以治疗脾胃虚弱，土不生金之证，欲药力益中州而升清阳，化湿浊而补肺气。早饭午饭之间，为一日中阳气大盛之时，此刻早饭已经消化，午饭尚未纳入，由胃满而肠虚，过渡到肠满胃虚，自然胃浊下降，脾气上升。故此时服药，药力、脾力、天时之力，合而为用，脾阳安得不升？胃气能不受益？

三、引药使用

1. 酒 东垣多取其逐冷积、消宿食、通经活脉、行气散滞之功。如“治一切酒食所伤，心腹满不快”之雄黄圣饼子，制成后，“茶酒任下，食前”，取其助药力，以逐冷积消宿食，神保丸治“肾气痛，胁下痛，茴香酒下”；治“宿食不消，茶酒浆饮任下”，取通经活脉、逐寒消积之功。导气除燥汤中，知母、黄柏均用酒洗。因饮食劳倦；郁热结于下焦血分，致气机不畅，气化受阻，而尿窍闭塞不通者，知、柏清其源，则流自洁。酒洗者，以酒性发散，取欲降先升之意。清阳汤“治口㖞颊腮紧急，胃中火盛，必汗不止而小便数也”，药用“酒三大盏，煎至一盏二分”服者，因胃火熏蒸，上盛下虚；复因络脉空虚，寒邪外侵，气血运行阻滞，故用芪、草、升、葛补中益气，升阳散火，黄柏、生甘草泻冲脉上逆之火，用辛温之桂枝、苏木、红花、当归温通经络，纯用酒煎者，助其上行外达之力，加强散寒通络之功。

2. 醋 东垣用醋，多取其酸收敛肠、消食下气之功。白术安胃散“治一切泻痢，无问脓血相杂，里急窘痛，日夜无度”。方中米壳，醋煮一宿者，意在加强其收敛止痛作用。诃梨勒丸“治休息痢，昼夜无度，腥臭不可近，脐腹撮痛，诸药不效”，乃因湿热久困，久痢滑脱。治当苦泻于收敛之中，故诸药“细末，醋面糊丸，并陈米汤入醋少许送下”，意在酸收，加强敛肠止痢之作用。“治伤生冷硬物，不能消化，心腹满闷”之三棱消积丸，诸药亦“细末，醋打面糊为丸”。此则取其消食下气。

3. 蜜 东垣用蜜，取其通燥结、和胃气之功。备急丸“治心腹百病，卒痛如锥刺，及胀满不快气急，并治之”。因寒结肠胃，食积不化，故用干姜温中，巴豆霜逐肠胃冷积，大黄通大便，又解巴豆毒。变寒下为温下，“三味等分，用一处研匀，炼蜜成剂”服者，黄宫绣谓：“凡人五脏不足，燥结不解，三焦失职，心腹急痛……取其能通燥结，而不伤脾胃也”，东垣意亦在此。功在“升阳气，泻阴火，调营气，进饮食，助精神，宽腹中，除怠惰嗜卧、四肢不收、沉困懒倦”之交泰丸，亦炼蜜为丸服，取其和胃通结，加强温通之效。

4. 姜 东垣用姜，多取其温中降逆、开胃消食之功。“治病久虚弱，厌厌不能食”之和中丸，“细末，生姜自然汁浸蒸饼为丸”服者，取其温中降浊，开胃消食。三棱消积丸“治伤生冷硬物，不能消化，心腹满闷”，“用温生姜汤送下”，用以助辛温之药力，消生冷之硬物，降心腹之逆气。

5. 五谷 《脾胃论》以粟米、白面、酵糟等为常用者。《素问·藏气法时论》云：“毒药攻邪，五谷为养，气味合而服之，以补精益气”。《伤寒论》桂枝汤服法：“服已须臾，啜热稀粥一升余，以助药力”。东垣在《内经》思想的指导下和《伤寒论》的启示下，发展和扩大了作为引药的谷类药的使用品种和应用范围。有的入汤剂与药物同煎，如胃风汤入粟米数百余粒同煎；有的掺入药中制成成药，如雄黄圣饼子入白面十两制成饼子，草豆蔻丸、神保丸、和中丸等用白面加酵糟蒸饼为丸，枳术丸类方，均用陈米饭即“荷叶裹烧饭为丸”；有的煎汤送服，如诃梨勒丸用陈米饭汤入醋少许送下，当归和血散用清米饭汤调下，神应丸用温米饭送下，圣饼子用温浆水磨服。

《脾胃论》用此等药，目的常在于益脾开胃、消食化滞、缓解药性、和中养胃等。例如，胃风汤治疗体质虚弱，风冷乘虚入客肠胃，水谷不化，暴注下迫，腹胁胀满，肠鸣疠痛及肠胃湿毒，下如豆汁。方中参、苓、术益气健脾；归、芍、芎养血和血；肉桂化肠胃之风冷，诸症均可得解，唯肠胃未和，故加粟米百余粒同煎，调和中州，益脾开胃。和中丸“治病久虚弱，厌厌不能食”。方中白术、炙甘草健脾益气；陈皮、半夏降逆气，化痰湿；枳实、厚朴、木香、槟榔宽中下气，上述药物，虽可使脾健胃和，中气以行，而厌厌不能食之症，难以速去。因用生姜自然汁浸蒸饼为丸服之，则可迅收消食化滞之功。一切酒食所伤，心腹满胀，大便秘结者，《脾胃论》治用雄黄圣饼子。因肠胃冷积，阴寒气盛，故用雄黄解毒散结，以行其气；巴豆祛肠胃沉寒，通大便秘结，庶可清升浊降，窍开而滞宣。惟巴豆辛热大毒而性猛，有碍胃气，东垣用大剂性味甘温之细白面于其中，和作饼子并浆水煮者，意欲保养胃气，缓解巴豆热毒性猛之弊，使之稳奏良效。当归和血散“治肠澼下血，湿毒下血”。用当归、熟地、川芎和血补血；白术健脾摄血；升麻引清气上升，青皮导浊气下降；槐花清热利湿；荆芥穗散风邪兼疏泄血分，功能和血升阳，疏血散风，诸症均可得解。惟脾胃未和，故用清米饮和中养胃，取效更速。

警惕中药毒副作用

中药为临床医家的重要武器，取其性味之一偏，纠治病情阴阳之一偏。若病药相合，可收桴鼓之效，不合便将毒害机体。《内经·五常政大论》提出了大毒、常毒、小毒以及无毒药物治病的数据。《诸病源候论》指出："凡药物云有毒及大毒者，皆能变乱，于人为害，亦能杀人"。说明临床治疗用药，应当审慎从事。当然，不能因为畏毒药的风险，而置之不用，已故著名中医学家岳美中前辈，尝谓："为医者，欲治疑难大症，求显效速效，必须研究和掌握大药毒药的应用规律，因为大病要用大药医"。诸如麻、桂、柴、葛、膏、母、硝、黄、乌头、附子等，均为大药毒药，均有冲墙倒壁、起死回生之力。用之得当，能救危迨于顷刻，用之不当，即祸不旋踵。故临床之际，药物的炮制、品种及用量，当细心处置。

炮炙是临床用药减毒增效的重要措施。炮炙得当，能提高疗效数倍。炮炙不当，就要产生毒副作用，甚至杀人。如有一著名中医用《医宗金鉴》金刚丸加炙马前子，治疗小儿麻痹后遗症，活人无数，一时国内外争相购用。一次某药厂马前子炮炙不当，其毒未除，即投入临床，结果造成难以挽回的影响。张仲景攻逐水毒的十枣汤，其中甘遂应面裹入火煨炙，使毒入面中，其作用径直逐水。若炮炙不当，除毒不净，进入体内，必致恶心、呕吐、腹痛，给患者增加不应有的痛苦，又降低攻逐水毒的作用。从此可以看出炮炙的重要作用。

品种混乱、形同质异、名同物异等问题随着不断整顿，已得到基本解决，但此类情况仍时有发生。譬之，商陆是通便利水、逐除水毒的良好药物，白色者入药。《本草纲目》云："其赤与黄色者有毒，不可食。"但亦有混入药房者。近年商陆用于治疗肝硬化腹水，取得一定的疗效。但有一则出现严重毒副反应的报道。服药后，片刻即感腹痛，且逐渐加重，继之呕吐、心悸、冷汗淋漓、四肢发凉，渐至休克，急送医院，经抢救脱险。后家属将余药送来辨认，确为赤色甚毒不堪入药之商陆。也有将广豆根误作北豆根应用者，用量又大，因而出现头痛、腹痛、血压升高等毒性反应。如此者，颇不少见。故值得临床医家警惕。

中药毒副作用的产生与剂量也有很大关系。药量过小固然影响疗效，药量过大，毒害患者，必横祸立至。药量问题，药学诸家均已标明。当然，药学著作的用量，大多由历代药学中沿袭而来。古人的经验是宝贵的，应该学习继承。但学古不要泥于古，更要创新，而创新不能滥用。近年鉴定两起过量死亡事故。一起熟附子煎服案，一起炙川乌、炙草乌泡酒服案。两例均死于药物过量。也遇到过另一些过量中毒病例，如威灵仙水煎服过量，导致低血容量性休克；内服过量细辛，致头痛、腹痛、鼻衄等。上述数例，非药之过，乃医之过也。因此为医者，应认真研究和掌握用量的标准和规律。

中药从广义讲，都有一偏，偏即为毒。故临床医家用药，必须注意药物炮制，以去毒增效。注意品种混乱伪劣，避免更严重的毒害，注意用量的标准和规律，以求得疗效的稳妥可靠。

遣方用药经验与体会

王国三先生曾讲："药之为用，生命所系，救人济世，遣药组方定要至微至精，否则，适足杀人。唯因时、因地、因人制宜，才是将中医药学真正具体地运用到了临床实际。"我们从师学习中，深得其传，今将王老临证用药特点介绍如下。

一、用药用量务要结合证情、体质而定

病和证都是通过机体而表现，药物亦必须通过机体才能发挥作用，病和证的机转同样也是以体质做基础的。为此，体质、病证情况自然是临床治病立法处方的重要依据。《素问·三部九候论篇》说："必先度其形之肥瘦，以调其气之虚实，实则泻之，虚则补之。"朱丹溪《局方发挥》又云："血气有深浅，形志有苦乐，肌肤有厚薄，能毒可否，标本有先后，年有老弱，治有五方，令有四时，孰为正治反治，孰为君臣佐使，合是数者，计较分毫，议方治疗，贵乎适中。"王老师说，临床常常见到这种情况，患同一病证，用同样方剂，相同的剂量而治此有效，治彼则无效，有的不但无效而反生他病或加重病情，其根本原因就是没有根据证情、个体差异而在用药、用量上区别对待。外感六淫或内伤七情后，随个体阴阳强弱的差异，禀赋、居处、工作环境之不同，年龄、营养条件、胸襟大小和性格差异而发生不同的

微细变化，不在用药用量上进行细致的分析，一概而论。虽方药对证，而因体质、证情迥然而相反。利害相反，一言以蔽之，人之素质不同，感邪不同，治疗用药自当详辨，因人而施，决不可众人之病，等量齐观，一概而论。知所变通，庶几多得耳。

王老师认为老年人或久病体弱之人，生理机能衰减，治疗用药一定要毋过剂，宁轻毋重，注意寒、热都不要过量，更不可过散、偏攻，一定要小量频投，以藉逐渐改善体质，对于一些病邪，选一些针对性强的祛邪之品配合之，不可诛伐无过。《伤寒论》第 10 条中“太阳病发汗，遂漏不止”，本来太阳病发汗属正治，却引起了汗漏不止，说明患者本来阳气不足，汗法虽对，但用量上没把阳气不足考虑进去，所以出现了邪未去而正先伤的漏汗。一般来说强壮者用药量宜略重，四逆汤证一般附子用一枚，干姜两半，“强人则附子大者一枚，干姜二两”。白散则“强人半钱匕，羸者减之”。总之切忌弱者邪气未除正先伤，秋叶之上加寒霜，体残病重者要当机立断，以重剂逆水挽舟，切忌病重药轻助邪气，炉中存火病缠绵。

二、遣方用药与证合，组方之时注意动静相协

临证之际务求药证相合，组方配伍注意寻求方与证中的规律，从而使方证丝丝入扣以收桴鼓之效。中医学用四诊收集临床资料，通过辨证分析得出对证的认识，如痰热、风湿袭肺、热毒内陷、正虚邪恋等。这些一病多证的情形，必须要根据不同证情而相应地遣方用药，相反，无论什么病，只要出现同样的证情便可用同一方法治疗。辨证的过程就是通过对四诊所得的材料进行分析，从不同角度认识出现的各种

征象，再运用中医理论找出规律而得出“证”这个结果，然后有的放矢地组方用药。证与人体有着特定联系，方与证有特定的联系，这就是方剂组成应寻求的规律。“熟察病情，详审用药，味味与病针锋相对，无滥无遗，适至其所，如写真焉……不可以意增减也，千变万化之中具有一定不易之理，活泼圆机，有非正言文字所能解说，在学者心领神会而已。”（《存存斋医话稿》）王老师临床中喜用栝楼薤白半夏汤治疗痰湿阻滞型冠心病，常取良效，主要原因就在于方药与证情矢的相贯，组织巧妙，丝丝入扣。该方针对的主症为胸闷痛，心悸，短气，舌苔白厚腻，脉濡滑。其病机为心体阴而用阳，心居胸中，胸为清阳之府，不能为阴邪所干，而湿恰是阴邪，今痰湿踞于胸中，必然干扰心阳，阻塞心脉，从而发生一系列胸痹不得卧，心痛彻背，背痛彻心的证候，用宣痹通阳的栝楼薤白半夏汤治疗正可谓矢的相贯。薤白，辛温通阳，散滞逐寒，半夏苦温燥湿祛痰，白酒辛热通阳，这些臣使之药都是针对痰湿之阴邪而设，病痰饮者，当以温药和之，虽非君药，但都必不可少，最妙的是君药瓜蒌，痰湿之用，似非所宜，恐有助阴伤阳之弊，然涤荡胸膈痰湿却非他药可比，方中以之为君，然后在配伍用量上作了巧妙细致的安排，使寒温药味、药量之比为1∶3，从而瓜蒌之寒被抵消，助阴伤阳之弊不复存在，涤痰除湿之长得以充分发挥，自然胸痹得宣，心脉通畅。

人体生命处于生生不息的运动变化之中。“天之生物，固恒于动，人有此生，亦恒于动”（《格致余论》）。生命现象得以正常的维持就在于内外环境动态平衡的稳定，一旦失去平衡便产生疾病，“成败倚伏生乎动”（《内经》）。所谓治疗疾病，其本质就是调整机体的失衡，纠正偏盛过极，谨调阴阳，以平为期。《素问·至真要大论》：“帝曰：治之如何？岐伯曰：夫气之胜也，微者随之，甚者制之，气之复也，和者平之，暴者夺之，皆随胜气，安其屈伏，无问其数，以平为期，此其道也。”《易经》曰：“立天之道，曰阴曰阳，立地之道，曰柔曰刚。”机体之阴阳气血，相互对立统一，动静相协，草木虽微亦分阴阳，其用有升降浮沉，其性分寒热温凉，其味分甘辛淡酸苦咸。性温热，主升浮，味甘辛淡者，属阳，主动；性寒凉，酸苦咸，主沉降者，属阴，主静。阳药的动力发生需赖阴药作基础，阴药的作用发挥需阳药之推动，“动静相合，上下相临，阴阳相错而变由生也”（《素问·天元纪大论》）。组方配伍用药之妙在于把药物的阴阳动静与机体偏颇之阴阳动静有机地结合起来以达平阴阳、协运静、成衡动之期。

在配伍中注意了动静阴阳的相互影响和相互作用，在治疗中便能达到发而不过散，收而不过敛，升而不过亢，攻而不过破。注重了阴阳动静的相互作用、影响的配伍规律，自然能达到“以平为期”的目的。

三、组方配伍注意与气机升降相结合

升降运动是脏腑的生理特点，也是脏腑功能的体现，与脏腑的盛衰有着密切的关系，如偏亢则升降太过，偏衰则升降不及，甚则气陷。人体脏腑升降出入运动，维持人体与外界环境以及体内各脏腑之间的阴阳平衡，营卫气血经络无不赖其联系，可见升降失常是导致疾病发生的重要环节，辨证施治、遣方用药，注意调理气机升降诚属必然。然升降不仅在人，亦存之于物，“酸咸无升，辛甘无降，寒无浮，热无沉，其性然也，而升者引之咸寒则沉而直达下焦，沉者引之以酒，则浮而上巅顶，此非窥天地之奥而达造化者不能至此。一物之中，有根升梢降，生升熟降，是升降在物亦在人也”(《本草纲目·序例第一卷》)。临证制方定要根据辨证而权衡方内升降药物的比例。如何使方药与气机升降结合得体呢？王老师主要从以下几个方面着眼：①从量上掌握。如交泰丸中黄连降心火，肉桂升肾水，二者比重则据证情调整，心火偏亢者加重黄连剂量，肾水不升者加大肉桂剂量。再如左金丸，辛开苦降，泻肝和胃，同样应根据临床辨证灵活调整比例。②根据配伍掌握。如补中益气汤纯升不降，三黄汤纯降不升，升阳益胃汤升多降少，调肠丸升少降多等，由于升降之物比例不同而具不同功效，临证时应予以重视。③凭借药物浮沉属性纠正脏腑升降平衡之偏。升浮药的特点是向上、向外，具有升降举陷之功；沉降药则有向下、向内、降逆潜阳的作用。“如阳气下降者，用味薄气轻之品，若柴胡、升麻之举而扬之……阳气不降者……瞿麦、扁豆之类抑而降之”(《医贯》)。④利用药物寒热性能与质地轻重来影响升降程度。热者多升，寒者多降，这是药物升降的基本规律。若配以不同质地的药物则升降程度可以改变，如王老师治温热而引起之吐血，在以甘寒之石膏为君药的方中常配重沉的代赭石以加强降火的程度，治疗肝火上炎之高血压，在用龙胆草、夏枯草、菊花、石决明、牛膝清降肝火的同时配以重沉的磁石加强平降肝火的作用而达到降压的目的。治疗脾胃阳虚之泄泻，用理中丸的同时常用温酒送服，旨在加强阳气升发之性，从而促进脾胃运化而止泄。⑤利用药物气味与脏腑生理特性结合来调整升降。王老师说，药物不但有气味之厚薄，亦有不同之趋势，如苦入心，咸入肾，酸入肝等，所以选择药物应注意其气味与脏腑生理特性相结合，人体脏腑的升降本身有自调能力，药物入体后必然依五脏苦欲而归，如辛味药对肝具有升发作用，对肺则有降泻效能。“肝欲散，急食辛以散之，用辛补之，酸泻之。肺欲收，急食酸以收之，用甘补之，辛泄之”（《素问·藏气法时论》）。可见相同性能的药物入体后因气味之所归与脏腑苦欲之不同能产生不同的升降补泻作用，所以临证之际应根据五脏苦欲而选择具有升降双重作用的药物，药物性能一旦与五脏苦欲相结合，便能更好地发挥其升降作用。

张仲景应用黄芩规律初探

张仲景在《伤寒论》《金匮要略》中，应用黄芩的方剂凡26个，由于配伍不同，所在方剂的地位不同，剂量使用不同，使黄芩的应用范围颇广，而且都有严格的规律性。原文虽载，但深涵未揭，现试探析如下。

一、配伍方法

中药有其多功能和双相调节的特点，一味药物的一专多能及双相调节作用的发挥，关键在方剂的配伍。仲景深谙其旨，在使用黄芩中主要使用了相使、相须两种配伍方法。

所谓相使性配伍，就是一味君药，其余药为辅，来提高主药的功效。其具体运用有表里药同用、升降药同用、寒温药同用、补泻药同用、血气药同用等。

1. 表里药同用 小柴胡汤、大柴胡汤及柴胡汤类方中的柴胡、黄芩相伍，三黄汤中麻黄、黄芩相配均属表里药同用。柴胡汤证为邪在半表半里，故寒热往来，胸胁苦满，嘿嘿不欲饮食，心烦喜呕。在半表者是客邪为病，在半里者是主气受病。正邪在临界之间，各无进退而相持，故以柴胡解少阳半表之寒，黄芩清少阳半里之热。表里合同而用，少阳得舒表里之邪尽解。《金匮要略·中风历节病脉证并治第五》"《千金》三黄汤，治中风手足拘急，百节疼痛，烦热心乱，恶寒，经日不欲饮食。"此风入营卫肢节之间，阳痹卫伤则手足拘急，恶寒；里有热则烦热心乱。以麻黄通阳祛表寒，黄芩清里热，俾风祛热除，阴阳平调，其病自愈。

2. 升降药同用 如葛根黄芩黄连汤中葛根、黄芩同用，麻黄升麻汤中麻黄、升麻与黄芩同用。《伤寒论》"太阳病，桂枝证，医反下之，利遂不止，脉促者，表未解也。喘而汗出者，葛根黄芩黄连汤主之。"本病为太阳病桂枝证，误下致表热之邪内迫，肺与大肠相表里，故肺与大肠共受之，邪热上壅于肺则喘，里热过盛则汗出，邪热下迫大肠则下利不止。仲景以葛根升阳明之清气，解肌表，黄芩苦降厚肠胃以清热止利，升降同用共奏解表、平喘、止利之功；《伤寒论》356条"伤寒六七日，大下后，寸脉沉而迟，手足厥逆，下部脉不至，咽喉不利，唾脓血，泄利不止，为难治，麻黄升麻汤主之。"伤寒里实未成而大下之，以致变症蜂起，"寸脉沉而迟"为阳邪陷里；"下部脉不至"为下焦虚寒之见症；"咽喉不利，吐脓血"乃表邪迫内，郁结咽喉，伤血分也；"泄利不止"为大下伤脾阳。寒盛于下，上热下寒，治寒则助热，治热则增寒，故曰难治。仲景升降并遣，用麻黄、升麻等升越郁阳，黄芩清降上焦之热。如此一升一降，寒热得平，易难治为可治。

3. 寒温药同用 干姜黄芩黄连人参汤中干姜、黄芩合用，半夏泻心汤、甘草泻心汤、生姜泻心汤、附子泻心汤等方中的姜、夏、黄芩同用均属此法。《伤寒论》358条“伤寒本自寒下，医复吐下之，寒格，更逆吐下，若食入口即吐，干姜黄芩黄连人参汤主之。”以患者素有虚寒下利而患伤寒，医不用温里和表法治疗，反用吐下虚其里，以致寒格之变。寒盛于下则“更逆吐下”，热格于上则“食入即吐”，以黄芩之寒，清其在上之热，干姜之温，祛下盛之寒，寒温并举，和阴阳以消格拒。痞证，有逆气偏重之半夏泻心汤证、水气偏重之生姜泻心汤证、胃虚较重的甘草泻心汤证和兼阳气不足的附子泻心汤证等种种不同病情。但病机共同特点是寒热错杂，虚实并见，中焦气机为寒热之邪阻滞而不通。故诸泻心法均用辛温之姜、夏散寒，苦寒之黄芩降热。从而畅中焦气机以治痞证。

4. 补泻药同用　黄连阿胶汤中黄芩、阿胶、鸡子黄等合用；当归散中芎、归、芍配黄芩；《千金》三黄汤以干地黄合黄芩；黄芩汤、黄芩加半夏生姜汤中黄芩、芍药相伍均属补泻同用。《伤寒论》303条“少阴病，得之二三日以上，心中烦，不得卧，黄连阿胶汤主之。”肾阴先虚，所以得之二三日，热灼真阴，使肾水不能上济于心，是以心火亢于上，肾水亏于下，而见心中烦不得卧，用黄芩泻上亢之心火以除烦，阿胶、鸡子黄酸甘化阴补下亏之肾水泻南补北，以泰心肾。《金匮要略》“妇人妊娠，宜常服当归散主之。”《医宗金鉴》“妊娠无病，不须服药，若其人瘦而有热，恐耗血伤胎，宜常服当归散以安。”黄芩泻其热，芎、归、芍养血补泄同施，其胎得养也。《金匮要略·妇人产后病脉证治第二十一》中有“《千金》三物黄芩汤治妇人草褥自发露得风。四肢苦烦热，头痛者，与小柴胡汤；头不痛但烦者，此汤主之。”此为妇人产后血虚，不慎感风而成发热之证，用干地黄补血盈虚，黄芩泄除热邪，一补一泄，共奏实血虚、除烦热之功。《伤寒论》177条“太阳与少阳合病，自下利者，与黄芩汤；若呕者，黄芩加半夏生姜汤主之。”少阳之邪热迫阳明而逼液下趋，遂为下利，又因少阳邪热为患故泻之以黄芩，利下则伤阴，故补之以芍药。补泄兼施，俾热除、阴坚、利止。

5. 血气药同用 鳖甲煎丸中鳖甲伍黄芩，大黄䗪虫丸中黄芩、大黄之配，王不留行散之王不留合黄芩均为血气同用。《金匮要略·疟病脉证并治第四》“病疟，以月一日发，当以十五日愈，设不差，当月尽解，如其不差，当云何？师曰：此结为癥瘕，名曰疟母，急治之，宜鳖甲煎丸。”正气虚损，疟久不愈，气滞血瘀，以为癥瘕，除疟母为治疟之本，用阴分药鳖甲携黄芩入肝经血分，气血合用，共消癥瘕，清邪热而使疟平。《金匮要略·血痹虚劳脉证并治第六》“五劳虚极，羸瘦腹满，不能饮食。食伤、忧伤、饮伤、房室伤、饮伤、劳伤、经络荣卫气伤，内有干血，肌肤甲错，两目黯黑，缓中补虚。大黄䗪虫丸主之。”形成瘀血的原因是饮食、劳倦、精神情志等诸劳伤。其病理变化是荣卫运行不畅，阻滞血气以致虚瘀互见，百症丛生。君大黄以入血通络，破癥消瘀。荣卫阻滞日久，郁而生热，故伍黄芩以降气热。一气一血，相得益彰，共奏逐瘀匡正之效。《金匮要略·疮痈肠痈浸淫病脉证并治第十八》：“病金疮，王不留行散主之”。凡肌肤为金刃所伤，经脉受损，血不循经而外溢当以止血、活血、生肌为治。肌肤经脉损伤，须防外邪内入。方中王不留行专走血分以活血止血，配黄芩清气解血中之毒。血气平和，金疮自愈。

所谓相须，意即把性能相似的药物合用，使其相互协调；以发挥更好的治疗作用的一种配伍方法。奔豚汤中甘李根白皮与黄芩相配，泻心汤中的大黄、黄芩合用均为此法。《金匮要略·奔豚气病脉证治第八》：“奔豚，气上冲胸，腹痛，往来寒热，奔豚汤主之。”奔豚气病多由情志不遂而得，肝主情志，为刚脏，性喜条达，情志不遂，日久则肝郁，郁久化火上冲，肝胆互为表里，肝有郁而通少阳，少阳郁而不宣，寒热往来。《本经疏证》“根皮大寒主消渴，止心烦，逆奔气”，“黄芩苦平大寒无毒，主诸热”。仲师君甘李根白皮降冲逆之气，黄芩解少阳之火邪，二者相须为用，是降奔豚气之良剂。泻心汤治心气有余之热伤阳络吐血、衄血，用大黄、黄芩、黄连大苦大寒泻三焦之热，折心气有余之火，而止吐血、衄血。

二、黄芩在各方中的不同作用

仲景之方为中药方剂系统化、完整化的滥觞，药味少者，力专效宏，直取病所。药味多者，多而不乱，庞而不杂，重点突出，方义明确。黄芩所在诸方中的作用十分明了，有的针对主症，有的针对次症，有的针对兼症，在各方中与他药相互配合，在具有严密组织结构的整体中发挥其作用。

1. 以黄芩为君药　黄芩汤、黄芩加半夏生姜汤均以黄芩为君。黄宫绣谓：“黄芩入心、脾、肺，兼入肝、大肠、膀胱，一药而上下表里皆治”。又谓其功专“清火热与湿”。黄芩汤治太阳与少阳合病，少阳之热内迫于里而为下利之症。黄芩加半夏生姜汤，治兼呕吐者。其共同病机为湿热内迫，其主症为热痢后重，恰为黄芩所矢之的，故均以黄芩为君药。病药相得，因而无不应手取效。后世尊此方为治疗热性痢疾的祖方。

2. 以黄芩为臣药 黄连阿胶汤臣黄芩，用芩助连泻有余之心火，除烦热益阴，共奏养阴清热之效。小柴胡汤及其类方臣黄芩，以清少阳相火，配柴胡一散一清，共解少阳之邪。葛根黄芩黄连汤用黄芩助黄连清泄里热，坚肠胃以止利，合葛根共奏解肌清热之功。半夏泻心汤、生姜泻心汤、甘草泻心汤、附子泻心汤，以黄芩为臣，意在以苦降其热，合辛开药以除痞。鳖甲煎丸则用黄芩随君药鳖甲入阴清热。泻心汤以黄芩助大黄清泻心经热邪。

3. 以黄芩为佐药 麻黄升麻汤中佐黄芩，意在济麻黄解肺经火郁之毒。侯氏黑散用芩功在专清风化之热。大黄䗪虫丸佐黄芩以解肺卫郁热。奔豚汤用黄芩佐李根白皮清降肝经郁火。王不留行散中黄芩之功在凉血解毒。三黄汤中用黄芩，冀其清热邪、解烦、止心乱。

三、黄芩与不同药物相耦的不同作用

因相耦的药物不同影响可改变方剂的整体作用。黄芩味苦性寒，功能清热燥湿安胎。仲景根据黄芩的特性，结合临床脉证，选择不同的药物与之相耦，组成了功能各异，具有明显针对性的多种方剂。

1. 黄芩、柴胡相耦 柴胡味苦，性平，善入肝胆之经，有疏解少阳、调达肝气之功。邹澍谓“柴胡能开气分之热结，不能泄气分之热”，“黄芩能协柴胡清气分之热”。仲景将二者相合专清气分之热结。笔者认为柴、芩相配，其功专透邪清里，退寒热，主要针对邪居少阳而设。试析小柴胡汤、大柴胡汤、柴胡加芒硝汤、柴胡桂枝汤、柴胡桂枝干姜汤、柴胡加龙骨牡蛎汤诸方证，尽管表现有少阳证，或少阳兼阳明证、兼太阳证、兼水饮证、兼烦惊谵语之不同，但共同病机是邪犯少阳半表半里，肝胆失疏。寒热、呕、烦、胸胁满是共有之候，只不过程度有轻重，症状有主次之不同。《内经》云“谨守病机，各司其属”，仲景师遵其旨。以柴、芩相配求其属也。疟病亦属少阳，喻嘉言《医门法律》云：“疟病发必有寒热，盖外邪扰于半表半里，适在少阳所主之界”。仲景治疟的柴胡去半夏加瓜蒌汤，鳖甲煎丸方中用柴、芩之意便在于此。

2. 黄芩、黄连相耦 二者性味及作用近似，都是苦寒清热之品，但黄芩善清肺火，黄连善清心火。仲景将二者合用，不但增强原有之功用，且有泻热除痞，清心除烦，燥湿止利之专能，赅解中上二焦火扰之苦、湿热淹滞之疾。生姜泻心汤、甘草泻心汤、半夏泻心汤、附子泻心汤诸方证之共性是中焦受邪，病机是寒热错杂，脾胃升降失常。遣芩、连达中州泄热除痞，斡旋脾胃之气机。黄连阿胶汤证为肾水素亏而使心火旺，非苦寒直折不能息也。用黄芩配黄连助其直折心中旺火以除心烦。葛根黄芩黄连汤证为邪热迫于大肠，肠中之湿与热合而为利、为喘，盖肺与大肠相表里也。黄芩之长在于清肺与大肠之热，燥肠胃之湿，然清热之力稍逊于黄连，合用芩连可以增强清热止利之效。

3. 黄芩、芍药相耦 芍药味苦、酸平，性微寒，归肝经，有养血和营，除血痹，条达肝气之功。芩、芍合用功可两清气血而养阴，散血分之热，清肠热止利，和营阴，止腹痛。黄芩汤治热迫津液下趋而利，此疾营阴损伤在所难免，芍药在此专清肠胃之邪热，敛阴和营，止腹痛。大柴胡汤证为少阳热盛，结于阳明，有内迫营血之虞，芩、芍相耦意在两清气血，截断邪热入营之势。鳖甲煎丸专消癥瘕，除疟母，伍入芩、芍专散血分热结，和少阳，条肝气。黄连阿胶汤用二者清热养阴。麻黄升麻汤证阴伤络损，用芩芍清血热，润肺，解毒。大黄䗪虫丸用二者清养相合除血痹。当归散用芩、芍清血热，安胎元。

4. 黄芩、葛根相耦 葛根，味辛，性平轻扬升散，主入胃经，兼入脾经。黄芩、葛根相合能除热邪、调气机，葛根黄芩黄连汤用葛根外以解肌退热，内而升发脾胃清阳之气，黄芩下清肠胃之湿热，二者相耦俾中焦升降有序，气机平顺，利止人安。奔豚汤用二者上散肝气，下制肾水，平调气机止奔豚。《本经疏证》“黄芩清肺热，肺热清则肾水亦净，为从上源根本解决之要法。”“葛根气平主降……用葛根则胃阳振而能遏其冲，脾阳顺而不助其热，辛甘能散，寒热自除，肺气通调，冲逆自定。”

5. 黄芩、白术相耦：白术功能补中气，燥湿健脾，芩术相合有清利湿热，健脾益气，安养胎元之效。侯氏黑散之大风证，内有湿热与气虚，用芩、术清解湿热，健中益气以瘥大风。当归散证之胎元不固必有湿热所扰，气血不充，故而仲师遣芩、术清利湿热，健脾益气安养胎元。麻黄升麻汤证为寒热错杂，热扰于肺，寒伤脾是主要病机之一，芩术相配，行清肺热、温健脾气、泻火祛寒湿止利之功。

四、黄芩的剂量应用与适应证

张仲景应用黄芩的 26 个方剂中，黄芩用三两的共有 11 个方剂：①小柴胡汤。所治证候为邪犯少阳半表半里，邪热由胆犯胃。②葛根黄芩黄连汤。所治证候为病在太阳，邪热入里，煎迫大肠的邪热下利。③大柴胡汤。所治证候为少阳邪热不解，内迫阳明，热结肠胃。④黄芩汤。⑤黄芩加半夏生姜汤。主治少阳之热不解，内迫肠胃之下利证和下利兼呕证。⑥半夏泻心汤。⑦生姜泻心汤。⑧甘草泻心汤。治疗寒热互结于中焦，以致胃肠升降失调的呕利痞、水饮食滞痞和胃虚痞利俱甚的各种痞证。⑨干姜黄芩黄连汤的适应证是误下伤脾阳，致使脾胃功能紊乱而形成寒热格拒的上热下寒证。⑩柴胡桂枝干姜汤。所治证候为少阳兼饮停于胸胁，三焦决渎失职。⑪柴胡去半夏加瓜蒌汤。适于疟病发渴者或劳疟证。综上举方证析之，其共性为：①剂型全是汤剂。②证候性质都是外感急性热性病。③病位基本在胃、肠、胆。④病理阶段为邪气盛，正气实。基于此仲景用三两黄芩大其量入汤剂之中，意在荡肠胃，开肌腠，通畅气血，速涤邪气也。

黄芩用二两的共有3个方剂：①奔豚汤。所治证候是因情志不遂而肝郁化火上冲证。病之本在肝，其标在胆。尤在泾云：“肝脏有邪而气通于少阳也”。用二两黄芩助李根白皮清肝之郁火，泄胆之热，黄芩意在治标故小其量。②黄连阿胶汤。所治之证为邪入少阴的热化证，病理机制是阴虚火旺。因芩连合用，且主入心经之黄连已用四两，又有阴虚的一面，忌过用苦寒伤下，故二两黄芩小其量。③大黄䗪虫丸。应用于五劳虚极，干血内生，瘀久化热所致的诸症。因虚而瘀，因瘀有热，猛攻之法非其所宜，二两黄芩小入丸剂之中以冀缓图之。从以上三个方剂归纳出特点有三：①内因致病。②都存在一定程度的正气不足。③病位多在阴血。

用一两半的有2个方剂：①柴胡桂枝汤。所治证候为病已入少阳而太阳证未罢，但太阳、少阳证候俱轻微。所以取小剂量柴胡、桂枝复方。半量柴胡汤，自然黄芩两半。②柴胡加龙骨牡蛎汤。主治伤寒误下，邪气弥漫的少阳兼烦惊谵语证。有少阳证，自然用柴、芩，然方中已加大黄四两泄热止谵语，且已经误下，切不可再伤正，故小用黄芩两半以戒“虚虚实实”。

黄芩用一两的有4个方剂：①泻心汤。用于邪火内炽，迫血妄行的吐血、衄血证。因重点在于用大黄败火泻热而不在于清，故用一两黄芩助大黄清肺火，止吐衄。②三物黄芩汤。用于产后血虚，风入成热证。血虚是本，发热为标，不可攻伐，故用一两黄芩清热，重用四两地黄益阴养血。③柴胡加芒硝汤。治少阳、阳明合病，但因用过通里攻下，并有轻度下利，为防过用苦寒伤正，故减黄芩为一两。④附子泻心汤。治疗热痞兼表阳虚，故用附子温经扶阳。由热成痞，因用苦寒开降，为防重伤阳气，一方面苦寒之物用浸泡绞汁之法取其味薄气清，一方面小量投之。

黄芩用三分的有2个方剂：①三黄汤。治疗历节病，据条文药证分析，本证主以风寒入营卫肢节为主，兼而有热，所以用三分黄芩兼顾之。②鳖甲煎丸。治疗疟母，方义重在活血化瘀，软坚消积，故而用三分黄芩合柴胡和少阳，调肝气。

当归散用黄芩一斤，以妊娠之后最虑湿热伤动胎气，故于当归、白芍、川芎等养血之中再加白术以除湿，又加大剂黄芩以除热。朱丹溪云：“黄芩、白术为安胎圣药。”然就黄芩而言，非能安胎，乃清其热，热除胎自安平。且以小量常服之，则于妊娠有益。

侯氏黑散治中风。风为阳邪，由于里有化热之虞，稍佐五分黄芩专清风化之热。

王不留行散疗金疮。因直接敷粉于患处，故用药量小，所以取黄芩二分。

麻黄升麻汤治寒热错杂之唾脓血泄利证。因本证主要是阳气被郁，邪陷于里，治以发越阳气为主。但病已有肺络伤吐脓血之症，所以稍佐十八铢黄芩以收清除肺热之功。

仲景用黄芩所治之病包括了表里、内外、气血、阴阳各种证候20余种，其剂量应用更是异常严谨，一丝不苟。不但根据病情、病势、病位定用量大小，而且结合剂型、用法而定用量大小。可以说仲景用药之法是我们临证用药之圭臬。

论仲景组方配伍规律

著名老中医岳美中素尚方药，对仲景组方配伍有一定的研究，尝谓：同样几个药物，配伍或组方得当，临床可收卓效，反之，治疗失败者屡见不鲜。又云：《伤寒》《金匮》两书，方剂近300首，看起来似有浩繁之感，但细加推究，仲景的每一方剂组成、每一药物配伍，都有其严格的原则和规律，而且病药合拍，丝丝入扣。现分七个类型述之于下。

一、制短扬长

《金匮要略》栝楼薤白半夏汤，为治胸痹不得卧、心痛彻背者之良剂，其组方配伍之妙，堪为后世法。心，体阴而用阳，居于胸中；胸为清阳之府，不为阴邪所干；痰为阴邪，今痰湿踞于胸中，必然干扰心阳，阻塞心脉，因而胸痹不得卧，心痛彻背。胸中阴邪既盛，其治疗何以用寒润之瓜蒌，且以之为君？仲景组方配伍之妙，即在于此。瓜蒌性虽寒润，但其涤除胸膈痰湿之效，却非他药可比，而且臣使之药均为辛温苦燥：薤白辛通，散滞逐寒；半夏苦温，燥湿祛痰；白酒辛热通阳，可助薤夏之力，三药相合，又有监制瓜蒌性寒之功。辛热与寒润呈三一之比，量亦如是，因此，无瓜蒌助阴伤阳之弊。四药相伍，除痰湿而通心胸之阳，临床施用，能收桴鼓之效。就瓜蒌而言，其组方配伍可谓制其短而扬其长。

二、相互为用

《伤寒论》麻杏石甘汤，治邪不外解，入里化热，壅肺而喘。岳老谓：仲景麻、石配伍恰到好处，麻黄辛温，宣肺平喘；石膏辛寒，清泄肺热。两药之辛，可协同疏散表邪；麻之温可制膏之寒，防其过于清泄，而膏之寒可制麻之温，防其过于宣散。因汗出表邪已疏，无须再汗，故麻黄不与桂枝伍，否则过汗伤阳。寒邪入里化热，虽有小汗而表邪未清，故麻黄不与芩、连伍，以其苦寒则降，与病不合。大青龙汤亦麻石相伍，其治为太阳表实兼阳明里热之候，与麻杏石甘证之表邪未尽，余热内迫截然不同，故除麻黄大其量之外，又与桂枝相伍，共奏发汗解表之功，同时倍辛寒石膏之量，以清里热，则表里皆解。麻石相伍者，还有治风水身肿无大热证之越婢汤。无大青龙汤证之表寒里热，无麻杏石甘汤证之余热内迫，而有在表之水湿与未尽之内热，岳老谓：此虽有续自汗出，而仍必用麻黄，因麻黄得石膏则发散不猛，而且风水为风热之阳与水寒之阴相搏，阳邪结聚，阴邪散漫，阳薄于上，而阴不能下输，如是而不用麻黄发其阳，阳将如何宣布？不用石膏泄其阳而通其阴，阴将如何归其宅？因此，不但必用麻黄，而且必大其量，可见仲景麻石配伍之意，可谓尽善矣。

三、动静结合

伤寒脉结代、心动悸，炙甘草汤主之。原方中炙甘草、麦冬、大枣、生地、阿胶等，多属益阴之品，用量较重；而人参、生姜、桂枝、酒均为阳药，用量较轻。实则一组阴药，益阴补血；一组阳药，益气通阳。而仲景则别有一番心意在其间：阴药多静，阳药多动，阴药需阳药的推动才能充分发挥其滋养作用。脉结代、心动悸，是津血虚衰、真气不足所致，故用大队阴药以益津血，又以一定比例的阳药转输而敷布之。足见仲景动静结合、阴阳相伍的组方原则。

四、药变则性变

岳老谓：仲景方剂，更换一味药，其治疗的疾病可迥然不同，如麻杏石甘汤、麻杏苡甘汤、麻黄汤三方。麻杏石甘汤为治疗汗出而喘之良方已如上述，若石膏易为苡仁，则治风寒湿痹；石膏易为桂枝，为治伤寒无汗之重证。一药变，全方作用随之亦变，仲景用心可谓良苦。又桂枝汤本治太阳中风，有调和营卫、解肌发汗之功，加大黄则可治疗腹满大实痛的阳明证；若漏汗不止，损伤阳气，用桂枝加附子汤主之，重在温经扶阳；若加葛根，治疗太阳病项背强几几证；若倍芍药量，加饴糖，则转而为缓中补虚，治腹中急痛之剂。再小柴胡汤本为治疗邪在半表半里的和解之剂，若加芒硝一味，则治少阳兼阳明腑实之证。桂枝去芍药汤为治疗误下后，邪陷胸中，脉促胸满之证，仅去一味芍药，则改变了桂枝汤的调和营卫、解肌发汗的性质。仲景立方遣药可谓驾轻就熟。

五、大病宜大药

岳老尝谓：为医者，要治大病起沉疴，总要研究仲景对大药的配伍应用规律。如附子为纯阳大热之药，能壮少火，散内外之寒，固生气之源。附子与大黄伍，《金匮》大黄附子汤治阴寒内聚实证，虽有阳郁之热，但非附子、细辛纯阳大热之品则寒不能散；非迅疾善走之大黄，其结不能消。前人所谓大黄苦寒，走而不守，得附子、细辛之大热，则寒性散而走泄之性存是也。大黄之寒，必有附子、细辛之制，方能除其助阴之弊；附子、细辛必借大黄之疾走，方能驱散寒凝阴结。又如麻黄附子细辛汤治少阴病反发热脉沉之证，附子得麻黄，元阳固而表邪解；麻黄得附子，则寒邪散而阳气复。再如，发汗太过，漏汗不止，是阳亡于外，急当救阳，宜桂枝加附子汤，此附子与桂枝配伍，汗止阳回，救阳生阴。真武汤治少阴水气为患，附、术为伍，附子之辛热，壮肾之元阳，则水有主；白术之苦燥，健中州之脾土，则水有制。干姜附子汤治误汗下之昼日烦躁不得眠，夜而安静，脉沉微之阳亡证，用姜、附相伍，以壮阳配阴，挽救将脱之元阳。岳老谓：仲景姜附多与甘草配，如治中寒阳微不能外达之四逆汤、中外俱寒阳气虚甚之附子汤、阴盛于内格阳于外之通脉四逆汤等皆是。又云：四逆辈均为治病之大药，为医者，不可因其性猛而置之不用。若亡阳四逆之证见，便可大胆投之，无须多顾忌，纵然尚有残留余热，不妨略加反佐，因一旦阳虚证见，则有急转直下之可能，故回阳救逆刻不容缓。应用回阳剂后，时有口干，小剂生脉，即可化为乌有。若阳复太过，数剂清凉就可收功。

六、格阳者反佐

仲景对药物的反佐使用，恰到好处。如通脉四逆加猪胆汁和白通加猪胆汁汤，治疗阴盛格阳证，为防寒病与热药相拒，故两方均加苦寒的猪胆汁以为反佐。岳老谓：苦寒的药味很多，芩、连、栀、柏等都是，为何不用为反佐？芩、连、栀、柏苦寒性燥，而猪胆汁虽有苦寒之性，但能益阴润燥，使热药与寒病相合，而无阴阳格拒之患。

七、因病用量

古有中医不传之秘在剂量之说。仲景组方配伍时，尤注重剂量变化应用。如龙骨、牡蛎相伍，在《伤寒》《金匮》中极为常用，但其用量不同。柴胡加龙骨牡蛎汤治热乘于心，心神不宁，因而胸满烦惊者，龙骨、牡蛎各两半以镇固之；火气内迫，心阳内伤之烦躁，用桂枝甘草龙骨牡蛎汤，故龙骨、牡蛎各二两，以镇摄除烦；桂枝去芍药加蜀漆龙骨牡蛎救逆汤治惊狂卧起不安，因较前证更进一步，故取龙骨四两、牡蛎五两；桂枝龙骨牡蛎汤治失精梦交，旨在收敛浮阳，摄精固肾，用牡蛎、龙骨各三两。岳老谓：龙、牡剂量，用以镇惊除烦者，均大其量，如桂枝去芍药加蜀漆龙骨牡蛎救逆汤、风引汤等均是；用以敛浮阳、摄肾精者，均小其量，如桂枝龙骨牡蛎汤。伤寒火逆下之，津液损伤，不可用养阴增液之品治疗，以其表里阴阳之气俱已乖逆，若用阴柔之药，必致郁滞不和，反生他变。故配用不同剂量之龙、牡，先收散乱之阳，调和而镇摄之，气和则津液自生，惟仲景识此，非常人所能及也。

以上仅举数例，以说明仲景组方之巧，未必道破真秘，临床若能掌握其规律，权衡在手，则自能提高疗效。

论肝本脏病的发病与治疗

肝本脏病与相关脏腑病，临床所见多矣。病起之因，本脏病，多为情志抑郁不舒；相关脏腑病，均由肝病之所及。因此，肝病是关键，而情志不舒又是肝病的主要致病之因。临床之际，必须重视情志对肝的影响，重视相关病的发展规律，然后辨证治疗，方能收到预期效果。

肝本脏病，有病机之不同，但共性为气血之间的变化。其治疗，首先应注意肝本性的特点。因肝性刚强、喜条达柔润，故治疗共性，均选用归、芍、地黄等养血柔肝之品。针对不同病机，又有相应的用药法度。

肝气郁结者，应疏肝解郁，调理气机。除养血柔肝药外，平肝理气药，为势在必用。郁结之肝气，挟胃气上逆，嗳气不除者，用旋覆花；须镇肝者，要配代赭石。咽中滞气不除，郁而不畅者，用桔梗、枳壳；食已脘中结滞者，用枳壳，甚者用枳实；两胁胀痛者，用柴胡、郁金、橘叶等平肝理气止痛；大腹胀满者，用大腹皮或厚朴；大腹滞气，局部鼓胀肠鸣，气难除者用木香；下腹沉胀者用沉香。随着药物的归经走向和所到部位选择应用，方能病药相合。

肝风上扰者，治以养血柔肝，息风降火。所用药物，应当根据病情轻重而定。就息风降火而论，风性上扰，头晕目眩者，用菊花、桑叶、蒺藜、石决明等，平肝息风潜阳；头晕胀眼黑、头皮麻木者，用天麻、钩藤、僵蚕、牡蛎、龙骨等，息风通络，育阴潜阳；若火性炎上，头晕微痛，眼干涩，口微苦，苔薄黄者，用夏枯草、黄芩等，清泄肝热；头晕痛，眼红，口干苦，苔燥黄，尿短赤者，用龙胆草、青黛等，清肝降火，如此使肝气平，肝风息，肝热清，肝火降。同时，辨证选用针对共性之归、芍、地黄等养血柔肝之品，则诸症悉除。

肝火暴张者，肝气郁结化火，耗伤肝阴，阴液不足，不能涵养肝阳，肝阳亢盛，肝火暴张，挟气血横窜经络，上冲巅顶。所谓“血之与气并走于上，则为大厥，气复返则生，不返则死”。治宜滋液涵肝，育阴潜阳，通络息风，豁痰开窍。头晕胀痛，烦躁易怒，舌红少苔，津液不足，脉弦而数者，用生地、白芍、枸杞果、玄参等，滋液涵肝；头目胀痛，躁扰而烦，舌绛少津，口干渴者，用生石决明、生牡蛎、生地、麦冬等，潜阳育阴；头痛眩晕，肢体麻木，肌肤不仁，口眼歪斜，语言不利，舌红脉弦滑而数者，宜通络息风，用归、芍、地黄等养血和血益阴，即“治风先治血，血行风自灭”。羚羊角平肝息风镇痉，使火降息，气血不再上逆，可防意外，亦可用牛膝等引血下行药，使血行平和。蜈蚣、全蝎、僵蚕等虫类药，是通络息风的要药。若气血上逆，痰火壅盛，清窍闭塞，突然昏仆，不省人事，舌苔薄黄而腻，脉弦滑而数者，此时痰是应主要考虑的方面，祛痰开窍势在必行。这方面作用类似的药很多，临床之际，应根据病情与药物的性能作用，选择应用。痰火壅盛者，竹沥为先，因甘寒而滑，专入经络祛燥痰。天竺黄味甘气寒，逐痰利窍，功用与竹沥略同，但较和缓，且无寒滑之弊。贝母世皆知为治痰之药，但治燥痰，湿痰非其所宜。半夏恰与之相反，涤痰除垢，专主湿痰，天南星辛而能散与半夏完全一致，功虽同而用有别，半夏专主湿痰而南星专主经络风痰。

无论风痰、湿痰、燥痰、热痰为患，恰当选用相应药物治疗，其痰自除。再加菖蒲、远志，重在开心窍、利九窍，痰除窍开，其病自愈。

肝本脏病是按照固有规律发展的。人生活在自然环境中，要受自然因素“六淫”的影响，也要受自身因素“七情”的干扰，这些内外因素作用于机体后，都有可能导致发展变异。如外寒入侵厥阴经脉，肝气凝滞，络道不通。又如五志过极，心火暴盛，引动肝阳等。对此等发展变异，自当有针对性地立法选方治疗。因此，必须严格掌握肝本脏病的发展规律，又要掌握变异规律。

中风杂议

中风是临床常见病、多发病。此病的临床表现与西医学的脑血管病极为相似，是近年来发病率、死亡率较高的疾病之一。熟悉有关文献资料，掌握疾病规律，提高治疗效果，是我们义不容辞的责任。

不论真中风（外风）、类中风（内风），还是中经、中络、中腑、中脏，应该看到都是经络间病。我们每年都看许多中风患者，有的存活受罪多年，如果不是病在经络，那是不可想象的。一边手足不举，是一边的经络发病，阳脉丽洒于面，口眼歪斜，是三阳经的经络不和；阴脉络于舌，舌强言謇，是三阴经的经络不和。口眼歪斜，半身不遂，无一不关乎经络。

治歪斜的方法，内风和外风不一样，治外风以祛经络的风寒为主；治内风以泄经络的痰热为主。

治半身不遂的方法，外风则用活血、通络、祛寒、化痰，以治经络的留邪；内风则用育阴、养血、清热、化痰、通络，以治经络的阻滞，这两者又无一不是从经络进行治疗的。

治疗中风谈经络，首推《金匮要略》，因为《金匮要略》首先提出中经、中络、中腑、中脏，而又着重在经络，认为主病在经络。《金匮要略》指出的“络脉空虚，贼邪不泄”这八个字是很中肯的，因为它点出了中风病的病因、病机。《金匮要略》说“贼邪不泄”，这个“不泄”，就是《内经》说的“外不得泄，内不得通”的意思。“络脉空虚”以后，临床上就会出现麻木不仁，进而重着不胜；由重着不胜，进而半身不遂；进而舌强言謇，总之这一切都是经络之间的病。因为经络内连脏腑，外通肢节九窍。所以外风可由经络而入脏腑；内风也可以由脏腑而外延经络肢节九窍。那么《金匮要略》为什么不告知后人，不省人事属于“贼邪中腑”呢？因为中腑则滞塞九窍，九窍闭塞，痰浊蒙蔽，所以不省人事。假如痰浊化除，腑气得通，九窍通利，就意识清醒了。但是，意识不清醒是暂时的事，如果神智昏迷，不省人事日子多了，就必定不是中腑，而是中脏了。舌难言也是这样，如果是暂时的舌强言謇，那么等到风痰化除，络道得通，九窍得利，也就能说话了。假如舌难言，口吐涎日久，这种情况，不是外风由经络内侵于脏，就是内风由脏而病及于络。总而言之，除了昏倒不知人事，始终不醒，汗出如油，为中风入脏的危症，其余的如舌强言謇，口眼歪斜，半身不遂等，都是经络之间的病。

前边谈到内风和外风的问题，两者有本质的区别，两者的关系又是辩证关系。简单说，内风属里，外风属表；内风属虚，外风属实；内风多热，外风多寒。内风就是“类中风”，最多见；外风就是“真中风”，不多见。根据这个概念，我们通过比较，可以判断：外风比较轻，内风比较重；外风变化少，内风变化多。在治疗上，外风可以用温开法，内风就应该用清泄法去治，这是一个根本的区别。但是在临床实践过程中，我们见到的，并不是那么简单，它们之间的关系是一个辩证关系。比如，外风在里，表邪可以入里；内风在里，里病可以及表；内风属虚，虚中有实；外风属实，实中有虚。病情错综复杂，主要还是通过认真辨证，才能弄清它的性质。

从辨证用药上看，外风和内风可以分，也应当分，但也不必勉强划分。祛外风的药，不一定限于羌、防、麻、桂，他如菊花、桑叶、桑枝、天麻、蒺藜、白僵蚕，甚至地龙、全蝎等也都是祛外风的药。所以在中风先兆时期，如“手指麻，数年之内必中风”。如果没有其他症状，还是可以用祛外风的药，但如果是肥白人，可以和益气化痰药同用，如果是瘦黑人，可以和养血药同用。

《医说续编》说：“凡人足胫忽酸重顽痹，三五月后必中风者”，这种情况，也可以和祛风药同用，再加眩晕，为中风先期最容易出现，也最容易见到的症状。但是，治眩晕的方法，不论属于气虚、脾虚，或属于肾亏肝旺，治疗的方药，除潜镇息风外，天麻、菊花、蒺藜、桑叶、白僵蚕等泄风药，都在所必用。

喻嘉言有一个观点很可取：“中风乃杂合之病，必须以杂合之药治之。”从《千金方》《外台秘要》罗列的治疗中风的方子看，大都不出小续命、录验续命等范围。我们可以分析一下续命方药组成。其中有散风药如麻、桂、防风等；有清热药如石膏、黄芩等；有温经的药如桂、附、干姜等；有补虚药如参、术补气，归、芍和营等。综合起来看，就是中风是正虚邪实、寒热夹杂之证，所以用补气、和营、祛风、温经、清热的复方治疗。可见古人对中风一证，虽然有的认为属于外中风邪，但也绝不是认为单用祛风一法就能解决问题。在这方面，叶天士显得更有见地，临床上对各种治法，既能全面掌握，又能灵活运用；既能用清疏法治疗，也能用温补法治疗；既能治虚，也能治实；既能温寒，也能清热。表里虚实寒热都有适应的治法。当然其中的主次、多少、轻重是有所区别的。所以，叶氏的治疗思想是值得我们学习和研究的。上述喻嘉言的观点是把中风病的性质与方剂的组成和作用，做了恰如其分的概括。治疗中风，历代医家创制的有效方剂很多。我们举出《医林改错》中的“补阳还五汤”这个有代表性的方子进行分析。此方重用黄芪补气为君，用小剂量的归尾、赤芍、川芎、桃、红，活血化瘀为臣，宣通经络用地龙为佐使药。发病初起，可少加防风以为引导，此药更是从经络入手考虑的。此方治疗半身不遂，适应病机，皆属气虚。至于口眼歪斜、语言謇涩、口角流涎也是由于元气亏虚，血络阻塞致成的。所以王氏的补阳还五汤，适应病机，为气虚血瘀。临床之际，必须审慎掌握。这是中风之属于经络间病者。

我们在临床治疗的中风急症，最重的，治疗难度最大的，应该严格区别的，主要是闭证和脱证。这又属于脏腑的范畴。这两者如果含混不清，治疗起来，张口伸手便错。辨别这两者，按李士材说的：“牙关紧闭，两手握固，即是闭症。”脱证应该是大汗出如油，口开眼合，撒手肢冷等并见。古有脏绝的说法，就是口开心绝，眼合肝绝，撒手脾绝，遗尿肾绝，声如鼾肺绝。对于这些应有正确理解。所谓绝，不过是说病势险恶，不能理解成一定绝不可治。临床上常见到中风患者，其声如鼾，按说这是肺绝不能治，但是我们经常把这样的病治好。所以对古人的绝，应该做相对理解，不能看得那样绝对，也有的是属于理解问题。如李士材说：“反目遗尿者是肾绝，若不反目遗尿者属气虚。”当然，属于气虚者，补其气则遗尿自止。另外，中风神昏不省人事以后，往往大小便皆遗。这样的不能算遗尿，只有在中风时，只是小便自遗的，才能说是遗尿。

在治疗上，闭证宜开，脱证宜固。开有开表开里之不同，固有固阴固阳之各异，还应该注意用开泄药时，必兼扶正；固正的方中，必兼用宣利。两者可以灵活掌握。

中风的治疗过程中，应该强调辨脉，就是从脉辨证。脉症相合以后，才能做出正确判断，比如：脉浮紧，浮洪大的属于表邪，而用药则有辛凉、辛温之不同；脉细数、弦数的属于肝火、肝风，治疗有滋阴、清泻之各异。尤其是浮洪、浮大而按之空虚的，或尺部独不足的，每每见到戴阳、虚烦或假热的临床病理表现。这些常见的问题，如果不辨脉，只是从症，在诊断和治疗上，张口伸手便错。

中风初期阶段，救脱当然不能忽视。但开闭，即开豁痰热亦非常重要。如竹沥、姜汁、菖蒲、远志等都是重要药物。痰热去，中风大势已定，然后再治疗诸种风症。如口眼歪斜、舌强言謇等。例如《沈氏尊生书》中的“资寿解语汤”，天麻、羌活与羚羊角同用，是内风与外风并治的方子；王孟英用六君子汤加羚羊角、蝎尾，羚羊角泄内风，蝎尾治外风，也是内风外风并治的方子。只有刘河间的“地黄饮子”之治瘖痱，完全不用祛风药，只用菖蒲、远志化痰。王清任的补阳还五汤等方药，注重治疗半身不遂，其中地龙是祛风药，大小活络丹、人参再造丸等方中，祛风药物用得最多。应该说得更明确一些，此时用祛风药，只是用作宣通经络的引导药，并不是直接用作祛风。

临床上，闭证与脱证，单独出现者，颇不多见。而先闭后脱或先脱后闭交互出现的机会很多，所以应该灵活掌握，我体会，中风患者，内闭兼外脱者多，当然治疗时，要分清主次，眼合、口开、撒手、遗尿、汗出、神智不知、痰涎壅塞者，此时，既要固其脱，又要开其闭。我常以人参、熟附子与羚羊角、竹沥、生姜汁、至宝丹、导痰汤等同用，效果颇佳。

中风的治疗，大体分四个阶段：第一是开关；第二是重镇；第三是清滋；第四是腻补。这四个阶段，不能截然分开，而是相互联系。

开关是治疗中风的重要一步，一开始就要采取“开关”这一措施。因为升扰于上的内风，必须用重镇的药物以降之。可是在发病之初，都有痰涎壅塞，使清窍不通，络脉闭塞。如此，药虽重镇，但无下行之路，不能发挥作用。所以不得不暂借开关之药，使痰闭得开，窍闭得通，重镇药有下行之路。升扰于上的内风，就可以降之于下。当然不是说“开关”就能治内风。而“开”亦有法，一切芳香走窜药，都不相宜，如苏合香丸、龙脑、麝香等香窜之药。尤在泾在“猝中八法”开关一门中，开关用“白矾散、稀涎散、通关散、胜金丸”诸方，恰合痰闭的病机，能避免香窜药拔其升浮的焰火，可以取法。

重镇是平其逆上的气火，为治内风的重要方法。其标准是“关闭既开”之后，才能接着用“重镇”。重镇药常用有三种：一种药是介类，如珍珠母、石决明、玳瑁、牡蛎、紫贝、龟板、鳖甲等都具有潜降的作用，对肝风之扰最为合适；第二种是龙骨、磁石、铁落等，具有吸纳、重镇两种作用，也是治疗内风的良好药物；第三种是金石类药物如赭石、寒水石、紫石英、辰砂等以镇坠见长。这些药都是大剂量一方并投，用以先平其冲激之势。冲激既平，再用清滋。

清滋即清其气火，滋其阴液，此法之用，是在内风已降，痰涎已化，上逆既平之后。因为中风由于气火上逆，上逆之源还是由于气火，气火之来，由于阴虚。所以中风的治疗，滋阴应当是主要方法。但内风挟痰涎上升者多，届时必阻塞气道，滋阴药又多黏腻，恐其更加滞塞关窍，所以，取清滋之剂治疗。用其清气火，滋阴液，又不助痰增腻。十味温胆汤、二至丸、生脉散、阿胶鸡子黄汤、三甲复脉汤等都具有清滋的作用，都是清气火，滋阴液的好方子。

气火已清，冲激既平后，才能使用血肉有情与厚味之品腻补，用以生精益血，填补肝肾，养肾阴以敛肝阳，方如左归丸、杞菊地黄汤等，这是从根本入手的治法。

这四个不同的发展阶段，四种不同的临床表现，四种不同的治疗法则和方药，必须严格掌握标准，灵活运用方药。急则“开关”“重镇”治其标，缓则“清滋”“腻补”固其本。标本缓急，步骤不乱，自可取到理想疗效。

历代医家治疗中风，不外乎内风、外风，以气、火、痰为主，病本在于肾肝。所以治本时，则用清滋、腻补。有两个问题应该说清楚。一是病本为肝肾阴虚，为何方中用风药？其一宣络引导，其二用量较小，其三药物配伍相互制约。所以虽风药，亦无升扰于上，耗伤阴液于下之弊端。二是王清任治疗半身不遂的补阳还五汤，重用黄芪温补。此方的适应证，虽也有口眼歪斜、语言謇涩、口角流涎，但其病机，既非痰火上扰，亦无肝肾阴虚，是由元气亏虚、血络阻塞所致。这一点不容忽视，必须严格区别，才能丝丝入扣。

中风病实际上是风中经络的病，定位当然要定在经络。病发后，留滞在经络者易治，由经络而内入脏腑者，病情就严重得多，后果也不好。留滞在经络不解者，最后成为偏枯。

中风应分外风、内风。外风中经络，是因虚而召风，其虚是以气为主，以脾为主；内风亦可扰动经络，是因虚而风动，其虚以阴液为主，以肝肾为主。临床上，内外风相引相煽而致病者，为最多见。治疗时当分轻重，而且内外兼治。内虚而招风邪中经络者，当以扶元气为主，佐以祛风、清热、化痰之品，最后以六君加味益气健脾收功。因虚而风动，扰于经络者，当以育阴为主，佐以化痰、息风、清热之品治疗，最后以甘寒柔润之品，滋养肝肾收功。

总之，中风的病因、病机随人而异，临床表现各不相同，但都按照它的固有规律向前发展。我们临床医生，必须熟练掌握运用规律，严格辨证，巧妙使用方药，自可取得良好疗效。

脾胃病临证体会

脾胃病是常见病多发病。余临证多年，深感掌握升降规律，正确运用通和塞，恰当选择方和药，是取得良好疗效的重要环节，兹将一管之见，述之于下。

一、脾宜升则健，胃宜降则和

脾气的上升运化功能正常，水谷的精微物质转化输布到全身，元气充足，机能旺盛，身体才能健康。如果脾运失常，清阳之气不升，病必来临。老年性前列腺肥大压迫致尿闭、子宫脱垂、脱肛等，多为清阳不升，中气下陷所致。治疗之法，当升脾之清阳。曾治赵某，年逾花甲，素体虚弱，前列腺炎病史 15 年，两个月前，因工作过劳而小腹坠胀，继则尿路不畅，小便滴滴，小腹日益膨隆，渐而胀痛难忍，隔日用金属导尿管导尿一次，舌胖质淡，边有齿痕，舌苔薄白，脉虚大无力。予补中益气汤，连服 10 剂，渐能排尿，但排尿仍感不畅，又服 10 剂，病已尽除。临床上，运用益气升阳的法则，治疗脱肛、子宫脱垂等，都有良效，加减用药，亦当讲究。脾胃虚损者，当用参、芪、草甘温以补益之；中焦虚寒者，用干姜、附子等热药以温化之。务使寒邪尽除，但又不能过用其量，以防阳亢；湿气过盛者，用苍术、白术燥之，困脾的湿邪消除，运化功能恢复，则宜停药，过用刚燥则易于伤阴；清阳下陷者，用升麻、柴胡升其清阳，但用量不宜过重，否则药过病所；胃脘气滞者，用枳壳或枳实调理之，气畅则停用，防止过用损伤正气。总之要升下陷之清阳，降上逆之阴火。

胃主降浊主纳，阳明燥土，得阴始安。胃阴不足，则胃气不得下降，反逆于上而为病。叶天士谓："所谓胃宜降则和者，非辛开苦降，亦非苦寒下夺，以损胃气，不过甘平或甘凉濡润，以养胃阴则津液来复"。一慢性胃窦炎患者，恶心呕吐 5 年余。近一年来，气短无力，每餐后必吐出大半，口渴喜冷饮，舌红无苔，脉沉细无力稍数。予益胃汤加竹茹、芦根，连服15剂，呕吐明显减轻，食欲渐振，口渴基本消失，舌质转为淡红，渐生白苔，脉较有力。但食后腹胀，原方加调气药，连服20剂，诸症消失而愈。此病因胃阴亏损，阳气不足，故浊气不降，反逆于上。应用益胃汤加味治疗，津液来复，浊气下降，胃气自和。在用药上，应分清阴阳升降，恰当选用。胃虽喜柔润恶刚燥。但胃阳虚者，刚燥药也在所必用。轻症用苍术、白术、陈皮、半夏，重症用干姜、附子、肉桂。如胃阴虚而热仍在者，用知母、石膏、鲜生地以清之；热去而胃阴虚者，用寸冬、茅根、蔗汁、梨汁清而润之；津液亏少者，用石斛、花粉、山药清而滋之；人参补中生津，温和而不刚燥，滋润而不寒凉，是治疗胃阴薄弱，生化不充的良好药物。临床之际，需要从错综纷乱中，审察阴阳升降之机而选用之。

二、塞因塞用，通因通用

东垣颇多应用此法，塞因塞用者，如脾胃虚损，升降失调，浊气不能下降而腹中胀气者，虽气胀亦不可用气药通破，惟当温补中焦，而温补药多静，故初补气之时，气胀难于速减。但中气虚弱得于温补之后，脾胃之升降功能恢复，胀气自除。临床之际，当细心审识，选药恰当，方能收到理想的疗效。吴姓患者，中气虚损5年余，食欲欠佳，腹胀如鼓，少矢气，大便溏泻，日3～4次，舌胖质淡，苔薄白，脉虚缓无力，予补中益气汤加健胃消食药之塞法治之。一周后，腹胀稍减，但减不足言，因就他医。医以为腹中胀气，上下不通，乃予木香顺气丸。约月余，初服腹胀减轻，继而其胀愈甚。复延余诊。询得病情与前无异，只是更觉疲惫。复予补中益气汤加焦三仙、鸡内金治之。服药60余剂，舌脉明显好转。食欲渐振，大便成形，日一次，排气增加。诸多变化表明，脾胃之气渐复，升降功能近于正常，胀气自无以生。然而用塞之法必当审慎，若不当塞而用塞，有酿成他变之虞。如脾胃虚而阳明积热，脾胃虚而食积内停，脾胃虚而源于肝气郁结等，均不能冒然用塞法。当先除其实，疏其源，然后论补。一刘姓中气虚损患者，肌体瘦削，面色苍黄，舌胖质淡，脉象虚大无力。因偏爱黏食，而摄入量过多，即致脘满腹胀，食欲不思。医以诸证皆虚，当先温补为要，授以参、芪、术、草，药后病情非但未减，满胀反而加重。后延余诊，先用消法除其火积，后用补法益其中，不数日而诸症尽去。

脾胃虚弱者，治当温补，而温补之品，尽是多静。以静药治因虚而成之塞病，虽病药相合，但久虚所致之升降运化失司者，非数剂药所能收功，必假以时日，气运渐调，方可取效。在此过程中，塞病之机未复，塞病之症难以减。因此欲补而不滞，必须在运用静药的同时，辅之以一定比例的动药，使成动静相伍、温运相合之方，自然会补而能运，静而能行。必须指出：动药的使用，宜审慎斟酌，药味不宜多，用量不宜大。否则，塞虽然暂时减轻，而虚损之中气，必因用破而愈虚，这方面，东垣为后世医家开了先河。譬之“饮食失节，寒温不适，则脾胃乃伤”，“伤其内为不足，不足者补之”，“惟当以辛甘温之补中益气汤，补其中而升其阳”。东垣在此方中，参、芪、术、草共二钱一分之量，配以二分或三分之橘皮。又如治胸膈痞满，消食滞，健脾胃之枳术丸，用白术二两，枳实一两。东垣对不同疾病，用不同剂量、不同药物配伍，均有寓动于静，寓消于补之深意，临床之际，运用塞法，应用静药，当细心体味，方可无所失。

通因通用者，为素已下利，而仍用通法治疗之病。比如阳明郁热在里之热结旁流证，虽大便稀薄，亦当用通。又如积滞内停，鼓肠滞下者，亦当用通。凡此不用通法，则郁热难去，食滞难消，肠胃未和，病安能愈？然而若不当通而用通法，如脾胃虚寒下利，或升降失司而脘腹满胀，必致中气更虚，壅满益甚。于姓脾胃虚寒，概有年余，身体消瘦，手心干热，食欲不佳，日约三四两，脘满腹胀，大便经常干结，偶尔稀薄，舌小苔白，脉细缓无力。医未识虚损之本，竟用通破。药后便通胀减，但停药后，诸症依然，且更觉无力。后延余诊，予黄芪建中汤服之。药后精神稍好，腹胀不减。患者因不能迅收良效而复就前医，医仍用通破，久而虚损已极，中气不固，胃内出血，致成坏症，不得已采用手术治疗。开腹后，见肠胃松弛已绝少紧张度。因手术顺利，幸未丧生。由此可见，通法的使用，当严格辨证，慎重从事。

三、无使过之，伤其正气

“邪之所凑，其气必虚”，“正气存内，邪不可干”都示人以正气的重要。所以古人治病，十分注意固护人的正气，使形无所伤。强调大毒治病，十去其六，常毒治病，十去其七，小毒治病，十去其八，无毒治病，十去其九。强调病药相合，丝丝入扣。李念莪谓：“中病为度，适可而止”，“毋太过以伤正，毋不及以留邪”。所以大实宜大攻，大虚宜大补，虚极不任重补者，则宜缓缓调理。总在弄清疾病性质，掌握疾病规律，然后选择有效方药，识病机而投之。一上行性脊髓炎患者，发病急骤，进展极快，一天多时间，全身软瘫，自主呼吸停止，气管切开，用人工呼吸机维持生命。高热近40℃，意识朦胧，多种西药齐进，病情仍未控制，大便燥结四日未行，腹胀难忍，舌苔黄燥，脉象数疾。余欲大剂攻逐。然诸医有谓肠已麻痹，攻之无益；有谓病情如此沉重，难于承受通下。此证实乃阳明燥结，毒热内燔，不速用大剂荡涤，则难于争得一线生机。因投大承气加公英、连翘等。服药两日，自主呼吸恢复，病势趋向缓和，但因阳明腑实证仍在，因又继用月余，然而正气不衰。气不衰者，邪尚盛。邪盛自当投以重剂，以求转危为安。否则以常药论治，势必因药不及病而延误。

“大实有羸状，至虚有盛候”又为临床医家所当注意者。有的虽然积热在里，而外在表现酷似虚证。当是时，若误用补法，必“一逆尚引日，再逆促命期”。此虽属辨证范畴，但恰为选方用药之前提。

“虚则补之”，脾胃之气虚，抑或阴虚，自当补益无疑。但应严加辨别。此两者，有其共同证候，如倦怠无力，食欲不振，口干思饮，脘腹满胀，大便稀薄或干，但也有其个性。脾胃阴虚者，舌小质红少苔或无苔，渴喜凉饮，矢气后胀不减，脉沉细数。气虚者，多面色皖白，舌胖质淡，苔白边有齿痕，渴喜热饮，矢气后腹胀稍舒，脉虚大无力。若中气下陷，阳气内郁，亦可出现身热、自汗等假热征象，补益之法当视病情性质、病程长短、病势轻重而定。

大虚自宜大补，但亦有虚极不任重补者。以中气久虚，脾胃运化功能减退，日常饮食纳化已难胜任，若投以重补，非但于病无益，而且必致胸脘痞闷，郁滞不舒。病至此时，自宜缓缓调理，假以时日，亦可收全功。

无论大攻大补，还是缓缓调理，都应适其法，选其方，用其药，定其量，恰至病所，无太过，无不及，则均可获得良效。

《脾胃论》中几类药物的应用

李东垣《脾胃论》63张方剂中选用药物106种，这106种中，应用1～3次者占64种，而温补升阳健脾等药用的次数最多，体现了温补的特点。东垣在长期的临床实践过程总结出制方用药的规律性的东西，并经过反复验证效果良好，后世称其为补土派，确为有据。

脾胃学说，是东垣在仲景用甘温药基础上的发展，对中医理论的丰富和充实做出了重要贡献，时到今日，仍然占有重要位置，仍在发挥着解除人民疾苦保障人民健康的有效作用。他在长期的医疗实践中创立脾胃为百病之源，火与元气不两立，一胜则一负的理论。在病因上指出，饮食不节、寒温不适、喜怒忧恐、劳役过度，均可损伤脾胃，耗伤元气。脾胃虚衰，元气不足，五脏气乱，六腑无营，三焦气衰，九窍不通，升降失调，清浊相混，营卫不能化生，经脉不能贯注而俱病。东垣很重视人与自然界的对立统一关系，推重小运，指出人必须顺应四时变化规律，否则，“贼风数至，暴雨数起，天地四时不相保，与道相失，则未央绝灭。从之，故身无苛病，万物不失，生气不竭”。在治疗上主张升发脾胃之气的同时，也注意到潜降阴火的一面，认为，升胃气和降阴火是相反相成的。实则清阳之气居于中上二焦阳位，若元气虚弱，清阳陷于下焦，则逼迫阴火离位上腾。如使胃之清阳上升，阴火自然复其本位。因此，胃气的升发，有利于阴火的潜降；而阴火的潜降，又有利于胃气的升发。然而，升发是主要的基本的，潜降是次要的权宜的。临床之际，东垣既注重虚实寒热的辨别及其转化发展，又“临事制宜”，注重常与变的辩证关系。东垣对方剂的制订、升降浮沉、气味厚薄，均有深入的研究，对配伍应用与剂量裁酌，都有严格的法度。为了继承整理这部分医药遗产，使古为今用，更好地为广大患者服务，兹就《脾胃论》中常用的几类药，如甘温类、风燥升阳类、苦寒泻火类、养血化瘀类、行气去滞类药物的应用，进行初步探讨。

一、甘温类药物的应用

甘温类药物，是东垣在《脾胃论》中用得最多的一类。全书63张方剂中，黄芪应用22次，人参应用28次，生、炙甘草应用35次，白术应用24次，苍术应用15次。东垣选用这些药物，均取其性温，味甘或兼辛苦，入脾胃或脾肺经，用以温补脾肺，潜降阴火，以期解决疾病过程中的主要矛盾。这些药物有时在一个方剂中同用，有时选用其中的一味，或二味、三味、四味，根据病情，进行不同的组合，其间法度俨然。

黄芪味甘，性温，入肺脾两经。取其补气升阳、固表、止汗之功。脾胃损伤，元气不足，清阳之气陷于下，浊阴之邪逆于上，致胃之摄纳无权，脾之运化失职者，加黄芪益气升阳，以复脾胃之元，纳化之常，黄芪为静药，东垣常与陈皮为伍，动静结合，甘辛为用，又能助芪升发阳气又补而不滞。脾气虚弱，运化失常，散精归肺之力不足，肺气先绝生化之源，表阳不足而自汗，或天气燥热蒸灼皮肤，卫外之气不固，津液外泄，汗出不止者，皆用黄芪补脾肺之气，以固表止汗。如湿邪过盛，虽清阳下陷，或身重自汗，不用黄芪。肺气虚弱，蒸化失常，膀胱不能约束，而小便失禁者，用黄芪补肺气以助升清阳，肺气足小便自调。劳役伤脾，阴火炽盛，伏于血中，日久煎熬，血气亏少者，用黄芪配当归（当归补血汤）治之，以有形之血，生于无形之气，又有当归和血，阳生则阴长。肺气虚弱，卫阳不固，易感风寒者，用黄芪配防风、白术（玉屏风散）治之。黄芪补气固表，防风载黄芪助真气周行全身，白术益脾，土壮金强，则邪不可干。春夏为生长之际，阳气当旺，若卫阳不足，肌表空疏，腠理不密而汗出者，取春夏养阳之理，用黄芪益皮毛而闭腠理，不令自汗，损其元气。东垣反复强调不可违反这个规律，否则就会逆其根，伐其本，坏其真矣。摄纳运化失常，气虚而小便不禁，卫外之气不固而汗出不止，劳役伤血，易感风寒或时逢春夏表虚多汗等，虽然临床表现形式不同，但病理基础均为脾肺气虚，均为黄芪之有效治疗范围。人参味甘，性温，入脾肺两经，用以补益脾肺气阴，脾气虚弱，谷气下流，使下焦阴火干犯阳位，助心火以刑肺，而上气喘急，少气懒言者，用人参补益脾肺之气，降阴火则愈。若肺气不宣咳甚者，则不用人参，恐其助邪也。脾肺俱虚，气弱气短腹胀满者，此虚胀，用人参双补脾肺，肺气足，短气自去，脾运复，胀满自消。然而因于停食留饮之属实者，不可用人参，若用之，必胀满益甚。脾胃气虚，清阳不升，阴火逆于上，损伤其升发之气，使荣血亏少，不能营运全身，且阴火炽盛，血中伏火，煎熬营血，使血气日减，心失血养而心乱烦闷不安者，用人参以补之，以阳旺则能生阴血，更可加当归和血。暑热之邪损伤元气，而气短倦怠，口渴多汗，肺虚咳嗽者，人参与麦冬、五味子相配（生脉散），人参补肺，麦冬润肺滋水，清心泻热，五味子酸温敛肺生津，收耗散之气。盖心主血脉，肺朝百脉，补肺清心，元气自复。脾土不足，肺气易虚，时逢秋令，燥金当旺而不旺，不能适应季节气候变化而恶寒发热者，用人参固肺气而补之，容易收效。

苍术与白术，苍术味辛苦，白术味甘苦，均入脾胃两经，性皆温，皆能补脾之气阳，二药之苦均能燥湿健脾。白术之甘，可缓脾之急，除胃中虚热，利腰脐间血，健脾祛内湿之力较强。苍术之辛，可宣散寒湿之邪，健脾祛外湿之力较强。盛夏恶寒周身沉重酸痛者，用苍术汗之，以发在表之湿邪。夏月飧泻，水谷不化，肢节烦痛，用苍术祛暑燥湿，健脾升阳。湿困脾阳，怠惰嗜卧，不能食，沉困泄泻者，用苍术燥湿运脾。湿热下注，筋骨肿痛，下肢痿软者，用苍术配黄柏（二妙散）治之。苍术之燥以胜湿，去热中之湿。黄柏之苦以胜热，去湿中之热。足少阴肾经之热，身重腰沉沉然，治以苍术二钱，燥湿为主，配黄柏一钱泄热为助，反佐少量附子五分引经，直达足少阴而解湿热。若形瘦多火者，忌用苍术。胃火伤阴，阴损及阳，清阳下陷，虽大便泄泻不用苍术。虽感受湿邪，但表虚自汗者，不用苍术，以避免重汗伤阳之弊，当用白术运脾胜湿。若脾气虚弱，四肢无力，大便泄泻，用白术健脾燥湿，使清阳之气右迁以行阳道。土气虚而金不生，秋燥令行，肺气当旺而不旺，现畏寒战栗之状，用白术培脾土，肺气自复。寒湿伤脾，肢肿便溏者，用白术助脾运湿。若寒湿过甚，水满中宫者，忌用白术，如用之，反燥脾家津液。腹胀满之属实者，忌用白术，误用之，乃资其满胀。总之，苍术、白术之功用，均以治湿为主。脾恶湿喜燥，湿盛则脾病，湿去则脾元自复。分而言之，苍术偏于治外湿，白术偏于治内湿。因此，无外湿或内湿不盛不用苍术，无内湿不用白术。

东垣《脾胃论》方剂中用一味术的较多，而二术同用的亦复不少，一以策内，一以策外，二药有机配合，治湿有相须之妙。其法度一为暑湿浸淫，脾困胃伤，一为内外皆湿，或中焦湿痰较盛。清暑益气汤外则暑湿之邪，干犯胃气，内则脾胃素虚而为湿困，造成外湿与卫阳，内湿与脾阳两对矛盾，故二术同用，发外湿，燥内湿，补脾气，消除湿邪，复脾运，达到矛盾统一的目的。脾胃一虚，肺气先绝，加之暑伤元气，更损肺脾，或为热厥，或为寒厥，东垣用黄芪人参汤，二术同用，取祛暑湿培脾土而生肺金之功。半夏白术天麻汤为治足太阴经痰气上逆的头痛而设，脾胃内伤，运化失常，必停痰留湿，走窜经络，虽云“非半夏不能疗”，而脾为生痰之源，二术为脾经要药，对补脾燥湿，宣发痰气，消除痰厥头痛，起到釜底抽薪的作用。脾虚湿困，水精不能蒸化上潮，因而出现不能消水的口干虚渴，虽无外湿所袭，生姜和中汤二术同用，苍术之辛苦温助白术补脾升阳，运湿化气。其他二术为伍之剂，亦不出此类型。若为脾胃虚弱，阳气抑遏于中焦而化火，耗伤阴血之升阳散火汤证，二术又当禁用。脾胃虚弱，阴寒凝聚，治以温胃汤，二术虽温，已嫌其散寒之力弱，亦不足取。总之，二术所适应的病理机制，为脾虚湿化。脾虚热化二术又所当禁。脾虚寒化二术力薄无能为力。至此，东垣对二术的应用，似较清晰可见了。

甘草味甘性平，分生者、炙者两种，专入脾经，为留中之专药。《脾胃论》中出现35次（其中：生甘草12次，炙甘草18次，生炙同时用者5次），是最多用的药物。东垣临床应用，脾胃素虚，腹中急痛，腹皮紧缩者，用多量生甘草，缓其急迫，腹实满而不排气，必去甘草。腹虚满而不排气加甘草五分、厚朴一分以破滞气。卫阳不足，肌表空疏，多汗伤津者，加生甘草配麦冬，致其津液，并借以养胃进食。热邪郁伏于体内伤津者，当配生甘草、白芍，酸甘化阴，以收耗散之津液。生甘草与白芍相伍，尚可治疗肝郁脾虚之腹痛，甘草之甘以缓脾急，白芍之酸，以制肝胆之横逆，使脾安而痛止。东垣用炙甘草以补脾调中为主。阴火上逆，助心火而过盛，侵侮脾胃，元气损伤者，用炙甘草调补中州元气，气复而阴火自降。中气虚损，脾运失常，腹满气不转者，加炙甘草补中益气，中气一转，满胀自消。甘草为留中之专药，如三棱消积丸，意在荡涤中焦积滞，不用甘草。备急丸，意在消除肠胃寒结，不用甘草。然而，欲其留中甘缓，则必加甘草。王好古谓："仲景附子理中用甘草，恐其僭上也。调胃承气用甘草，恐其速下也"。《脾胃论》按其所需，方剂中有生、炙甘草单用，而同时使用者亦不在少数。如清阳汤之胃火虚盛，上蒸而汗出不止，下虚而小便频数，则生、炙甘草并用。如炙甘草配黄芪，甘温益气，固表敛汗，止溲频。冲脉丽于阳明，胃火盛则冲脉之火随之上冲，因而用生甘草配黄柏降冲泻火，使胃虚与火盛的矛盾得到解决，则清升而浊降。脾胃气虚复为湿邪所困，湿邪化热，热蒸于肺，气不化津，食不化，口干虚渴之用生姜和中汤，亦生、炙甘草并用。中气不足，故以炙甘草配人参补中益气。热蒸于肺，故以生甘草伍黄芩清肺热致津液，则气复而渴止。

东垣对甘草的应用，也有严格的界限。欲其留中则每每加用。如取其荡涤、攻除中焦寒结、热结、积滞的方剂则去之。炙甘草多用于脾胃虚弱，元气损伤，且多与甘温药相伍，补益中州，升浮清阳之气，沉降浊阴之邪，以解决脾胃病理过程中的主要矛盾。生甘草多取其缓急迫致津液以泻火，取其缓急者，用量要大。用治虚痞胀满者，与通气药相伍，以相互监制相得益彰。取其致津液者，与阴润药相伍，以酸甘化阴，甘寒增液。取其泻火者，与苦寒药相伍，以直折火邪。但此等药为从权使用，中病即止，过则助阴伤阳更损中气。生、炙甘草并用的方剂，总是以虚与热并存为其特点，如清阳汤之胃虚火盛；生姜和中汤之湿邪化热灼肺，他如升阳散火汤、安胃汤等均是。

东垣于甘温药，总是依病位及相互关系与病变程度等差异，选择使用。其中芪、草、参“甘温三味”组合应用者，达16次之多。东垣认为此是除湿热烦热之圣药，其主机为脾胃气虚，心肺均受累及，中州气衰，元气损伤，清阳陷于下，阴火逆于上，助心火而使之过盛，必然乘侮脾土，克伐肺金。由于中气虚衰造成的元气虚损，是整个病理过程中的主要矛盾。而心、肺的受累则是次要矛盾。因此，补益脾胃维护元气之不受损伤，是治疗中的有效措施。脾胃一虚，肺气先绝其生化之源，故用多量黄芪益皮毛而闭腠理，不令自汗损其元气。心火乘侮脾胃，须用少量炙甘草泻火热而补脾胃中元气。若脾胃素虚而腹中急痛，则改用多量生甘草以缓其急。上喘，气短懒言，肺气已虚故用最少量人参以补之。此甘温三味皆为阳药，既解决了主要矛盾，又解决了次要矛盾，是东垣经常使用的合理的药物组合形式，但随着病情的发展可以加味。清暑益气汤内外皆湿，脾胃被困，故于甘温三味中加二术。补中益气汤因于脾虚生内湿，故加白术。补脾胃泻阴火升阳汤因于长夏湿盛，故加苍术。甘温三味亦可随病情变化。治疗胃虚过食生冷，阳气抑遏中焦之升阳散火汤，以火郁发之，故减黄芪。治因服苦寒药太过，阻遏清阳之气不能上通九窍，而眼目昏花之助阳和血补气汤，重在助阳，故用芪、草而去人参。治疗脾虚湿盛，泄泻无度之升阳除湿汤，重在升阳除湿，故芪、参皆去，用甘草保护津液。东垣对甘温类药物的应用，随病情变化，增减组合，其法度严谨，有常有变，机动灵活，运用自如，为后世楷模。

二、苦寒泻火类药物的应用

苦寒泻火类药物的共同特点是清热泻火。但依其归经作用之不同，所适应之病症亦各有别。东垣《脾胃论》的核心，为脾胃虚弱，元气损伤，阴火炽盛，火与元气不两立，一胜则一负，治疗上主张升发脾胃阳气，潜降上逆阴火。因此，甘温升阳类药物用得较为广泛。然而东垣对脾胃立论研究精详，既看到虚的一面也看到热的一面，指出脾胃病始为热中，终为寒中。在疾病的整个发展中和累及心、肺、肝、肾时，也有出现热或寒热并存的证候。所以不仅甘温类药物用得较广，而且苦寒类药物也用得较多。如 63 个方剂中就有 24 个方剂用了苦寒药，而且有时单用，有时并用。但是由于以脾胃气虚立论，对苦寒类药物的使用与其他类药物一样较为慎重。反复强调，从权使用，中病即止，不可过之，过则助阴伤阳损伤元气。因此，东垣使用苦寒类药物一方面严格掌握症状、病机标准，另一方面用甘温升阳药予以监制，使之既能发挥有效的治疗作用，又无助阴伤阳之弊。兹将黄连、黄芩、知母、黄柏等药的应用述之于后。

黄连味苦性寒，专入心经，兼入胃经，取其泻心火，除中焦湿热。饮食劳役损伤脾胃，清阳陷于下，阴火逆于上，助心火而生火热证，东垣用补脾胃泻阴火升阳汤。此汤立意虽在补脾胃虚损，升下陷清阳，与降上逆心火两个方面，但病变的主要矛盾是脾胃虚损清阳下陷，而阴火上冲只是此过程中出现的次要矛盾。故方中之补虚升阳药物均大其量，而黄连、黄芩等苦寒药物小其量。升补清阳之药为七两，苦寒泻火者仅一两二钱强，而且石膏微用，过时去之。黄连酒制，以增其上行之力，损其苦降之性。寓泻阴火于升补阳气之中。同时强调："不可久服，恐助阴气而为寒也"。

黄连、黄芩、石膏甘苦沉降，虽为从权之药，但当阴火冲逆于上，亦在所必用。否则，阴火不得制，将进一步耗损元气损及脾胃，势必产生恶性循环。因此，当脾胃受损，清阳不升，谷气下流，阴火上逆之时，芩、连等降火药的有机配合是不可或缺的。但为了助阳，煎成后宜大温热服。东垣采取一系列措施是因为病情复杂又有黄连等药的适应证，若用之，唯恐影响清阳之升，若不用又不能清除阴火之逆。因此黄连用酒制，量的使用也有一定比例，又寒药热服。如此控制它的助阴之弊，使之发挥有效的治疗作用。

误用补胃热药或胃中素有积热，所致之胃火上冲阳明的牙痛头痛，加黄连以清其本源，源清流畅病自除。因胃火为患，故令煎成之药冷服。恐其苦寒过降而影响脾升，故配升麻以制之。

对痞证的治疗，除虚痞外，均用黄连，但依个体差异与病情之不同与不同药物相伍。患者能进食而心下痞塞之热痞，加酒炒黄连以消除胃中无形之热邪；如不能进食而心下痞满，为虚痞证，不可加黄连。心下痞胀而畏冷者，加黄连、附子消痞温阳。心下痞胀呕逆不止者，加黄连消痞，配生姜、橘皮散降逆止呕。宿食不消而心下痞满者，加黄连、枳实消痞满，破滞气。随季节的改变对痞证与胃纳失常的治疗也迥然不同。暑热伤气而心下痞满者，加黄连以泻热消痞。夏月饮食不下者，可加黄连以清暑热。暑季贪凉受寒，再少加益智仁、草豆蔻温散寒邪。冬月天寒胸痞呕逆者，不可加黄连，可加少量丁香、藿香叶，芳香开散，消痞止呕。寒冷季节饮食不下者，不可加黄连，宜加益智仁、草豆蔻温胃散寒。初春气候尚冷，饮食不纳，不可加黄连，宜加少量辛热药物如益智仁、草豆蔻，以助春温之气不足。否则，春应温而反寒，为有秋冬而无春夏，升降浮沉紊乱，则万物不生，反之亦然。所以，东垣谓："察其时，辨其经，审其病，而后用药，四者不失其宜，则善矣"。肝胃不和，心下痞胀压闷者，加黄连、白芍泻热消痞，和肝安胃。眼暴发赤，痛不可忍者，宜黄连、当归酒浸煎服之，以泻阳明火热，可肿消痛止。若暑热之邪损伤元气，阴火窜扰清窍，头痛，目中热，冒火花者加黄连二三分、川芎三分，以清上焦风火。内热蕴结于脾胃，口苦心烦者，加酒炒黄连、生甘草，以泻脾胃中热。总在于调畅气机，平衡阴阳，使矛盾在新的基础上达到统一。

阳明胃热，饮食汗出，头面部尤甚，久而心液损伤，肌表空疏，风邪乘虚而入，令人半身不遂偏风痿痹者，东垣以安胃汤治之。胃中火邪为致病之因，是半身不遂发展过程中的主要矛盾。因此，用黄连配甘草清泻胃火，胃火清，多汗心虚等次要矛盾可随之而解。半身不遂偏风痿痹之证，致病之因各有不同。东垣明眼识此为胃中火邪为患，饮食助邪，蒸灼汗出，久而阴津损伤，筋脉失养，风自内生，半身不遂，因而不用祛风之剂，用安胃汤，黄连配甘草泻胃中火邪，余药敛汗复阴，偏风痿痹可止，足见其辨证之精当，用药之准确。

黄芩味苦，性寒，入心、肺、脾、大肠、小肠、膀胱经，东垣主要取其清除上中焦之湿热。

火郁于肺，胸中热而口不渴者，加酒黄芩清肺热，酒制可助芩升，损芩降，清热而不伤阳。胸中结滞，身热口苦者，热在上焦，亦用黄芩清之。肺郁热蒸，汗多尿少者，用黄芩清水之上源，配猪苓导水于膀胱，则决渎行而津液生。炎夏季节暑湿过盛，湿郁化热，脉洪大而缓者，加黄芩、黄连清热于湿上，热去湿静淡渗以除之，则暑湿之气平。肺热身如火燎，烦躁引饮而昼盛者，用黄芩泻肺经气分之火，但肺虚者不宜，以苦寒伤胃损其母也。肺为阴火所干，其气上逆者，用黄芩配甘草，甘寒补肺，苦寒泻火，导阴火下行，则肺气顺降。暑热天气，腹痛不怕热者，可因暑热加黄芩，以清解热邪。天凉恶热而腹痛，加黄芩、白芍、甘草，再少加肉桂反佐以治之，其痛自止。东垣用黄芩治疗之各种病症虽多，但不外上中二焦肺胃两经之内在病变的外观性湿热反应。其共性之湿热均用黄芩清之，其个性用不同药物配伍以监制之，使阴阳平衡而复其常态。

东垣对黄芩之性能作用了如指掌，临床之际能发挥其长而监制其短。生姜和中汤治脾虚湿困，阴火上逆而干扰于肺，肺失肃降，郁而化热，口干虚渴，四肢困倦。以肺火郁结，黄芩在所必用，而且酒芩与生芩同用，促其上行之力，强化其清热之功，尤恐其力不足，故又加生甘草、粉葛二味甘平与之相伍，转为甘寒清热，寓养阴于其中，又可致津液以止虚渴。肺热鸱张堪为内患，但其终为次要矛盾，为主者仍是脾虚湿困，元气损伤。故用甘温补中燥湿治其本，风燥升阳胜其湿，两者用量为芩之两倍强，而且煎成稍热服鼓舞胃气，既解决了主要矛盾又监制了它的助阴伤阳之弊，使黄芩发挥更好的治疗作用，此为脾虚肺热之用黄芩。阳明病湿胜自汗之调卫汤亦用黄芩，虽同为治肺，但其作用机制则有所不同。阳明病湿胜自汗，又汗多必尿少，湿必不除，清阳为湿所遏而不能升。通阳不在温而在利小便。用黄芩清水之上源，理肺之气机，上下畅通，再配以猪苓导水于膀胱，半夏分清浊于中焦，则清升浊降，尿清汗止，湿邪自平。此为用黄芩之又一类型。虽然病机症状各不相同，但都有黄芩的适应证，所谓异病同治。其适应证候虽庞杂繁乱，而上中二焦之病变为其共同基础，于此黄芩之应用可以了然在胸。

知母味苦性寒，入肺肾两经，清化肺经热邪，润燥滋肾，《脾胃论》中出现三次，均与其他苦寒药相伍。导气除燥汤知母与黄柏配伍，共治饮食劳倦，元气损伤，阴火炽盛，郁结于下焦血分，日渐煎熬，致血涩气不通而尿窍闭塞。热瘀下焦，故用大剂知柏，以黄柏泻阴中之伏火，清下焦之瘀热。膀胱瘀热虽除，若肺金不肃，化源无滋，津液何能上达于肺而得气分肃降，故用知母沉中有浮，降中有升之性，上行润肺以滋化源，源清流自洁。且知、柏均酒洗，取其升发之性，先升而后降又制其过寒。邪气去，阴火降，清气升，脾胃则复其健运之常。凉血地黄汤也是知母与黄柏配伍。饮食不节，起居不时，脾元受损，及于五脏，脾虚生湿，湿郁化热，湿热内阻于下焦，血络损伤，水谷与脓血俱下，时值长夏，湿热火盛，湿困脾而阳愈陷，暑热合而火愈焰，阴血损失愈甚，肠澼之病愈剧，主要矛盾在于湿热内阻，营气损伤。因此，东垣制凉血地黄汤凉血养血之外，用知柏泻血中伏火而燥湿。湿热去，客邪除，则无耗津伤血之虞，气血复其常，中州自健。知、柏恐其过寒助阴，故均炒用。脾胃虚弱，阳气损伤，浊邪不降，阴火上僭，干于心，灼于肺，东垣以交泰丸治之。大剂补气健脾温中散寒升清破滞，以解决主要矛盾，心肺之火邪亦当驱而逐之，故以知母、黄连为伍，知母入肺清滋，黄连入心泻火且制巴豆毒，邪气尽去，元气自复。上述三个方剂比较明显地反映出，知母应用的共同病理基础为肺经风热，肃降不行，化源无滋。若同时有湿热蕴结于膀胱或冲脉火气上逆则与黄柏相须为用，使金水相生。若同时有心火过盛则与黄连相伍，使心火下交，肾水上济，恢复正常关系。

黄柏味苦，性寒，入肾、膀胱二经，能泻肾火除下焦湿热。东垣认为，黄柏苦寒，以为守位，能坚下焦，以滋肾水，控制阴火之上浮，除两足之痿弱无力，若元气损伤，阴火上逆烦乱者，少加黄柏泻阴火，救肾水之耗损，阴火降则烦乱自止。小便行病增者，此脏腑津液内燥不能停，当致津液，加炒黄柏、赤葵花。小便失禁非气虚，温补无效，是肾与膀胱有热，热迫而尿不禁，加黄柏以泻膀胱热，加生地以清肾火。东垣临诊对小便的改变首先辨明病因、病位、虚实、寒热，然后酌情用药，可免虚虚之害，可收预期之功。对饮邪痰火之治疗亦如是，且有定法。谓寒饮之治疗，用辛温发散寒气之剂多，痰火用黄柏之剂多。痰火上逆，借助黄柏大寒于芪、参、草等甘味，叫甘寒泻火法。治疗脾失冲和，运化失常，浊阴之邪逆于上焦阳位，气乱于胸中而胀满痞塞胸膈不舒，津液不能下达，而大便闭结不通者。如夏月痰火上侵，加少量酒黄柏以引导痰火下降。如冬月寒饮上逆，宜从权加吴茱萸以温散结于胸中之寒饮。湿热蕴结于下焦，按不同病情用黄柏与不同药物配伍治疗。长夏湿热交结，脾困气伤，阴火逆于上，使心火过盛，乘脾耗血，血气亏少，因而心烦乱不安者，当于清暑益气汤中加重黄柏、当归用量，以养阴血，泻阴火，恢复脾胃生发之常。尾骶部、臀部感冷，阴囊潮湿出冷汗，睾丸不温，为热邪侵犯丹田，迫使胃气走散于经脉，遇寒必脐下隐隐作痛，加黄柏、生地泻丹田中的伏火，以清其本，不可误作寒证治之。肾肝两经伏有湿热，湿热内蕴，损伤筋骨，脚膝痿软，行步无力，下肢疼痛，宜加少量黄柏清之。如不愈，加重黄柏用量，并加汉防己五分，清除肝肾湿热，脚膝中即气力涌出。

口渴颊腮紧急，胃中火盛，汗出不止，小便频数者，东垣用清阳汤治疗。脾胃气机失常，郁而化热，或嗜食膏粱厚味，胃内生热，胃火熏蒸，下虚上盛，上为汗不止，下为小便频。脾胃既虚，气血不足，脉络空虚，邪气因入，血凝气滞，故弛缓口渴颊腮紧急。清阳汤补养气血通络升阳固其本。然而冲脉丽于阳明，胃中火盛，则冲脉之火必随之上冲，故以黄柏、生草降冲泻火缓其急。虚得补，寒得散，阳得升，冲脉之火得泻而邪去正复。为了药力上行外达，助阳散寒，黄柏酒洗而且全药用酒煎。东垣对每一方一药用量、服法甚至煎法都经过反复琢磨，做到恰合病机，足见其用心之良苦。

苦寒类药物，其性为清热泻火，各单味药因归经不同其作用亦有差异。东垣因以脾胃虚弱立论，主张升清阳降阴火。对阴火的解决唯一是以苦寒清降，但必须恰合病机，恰到好处不影响清阳的升发。强调勿违时勿隔化勿伐生生之气。凡阳盛者均可按病选用，以阴火下降变化为少火，可令阳气升发，脾胃受益，元气资生。阴盛者在所当忌。若阴中火旺，上腾于天，致六阳反不衰而上充者，先去五脏之血络，引而不行。慎勿独泻其六阳，此病阳亢，乃阴火之邪资之，只去阴火勿误也。若阴火炽盛当用苦寒，乃从权用之，不可久服，久服则有寒中之变，以降令太过反伤其本。东垣应用苦寒药多在温药治本的基础上，同时又配及升阳风药。《脾胃论》应用苦寒药的24方剂中21个均如此组织。体现了补脾升阳与泻降阴火在治疗上的本与标，主与次的辩证关系。

三、风燥升阳类药物的应用

风燥升阳类药物，具有升清阳，降阴火，祛风胜湿的良好作用，是脾胃病治疗过程中不可或缺的重要药物。

因饮食劳役，损伤脾胃，升降浮沉之机紊乱，水谷之精微不能上升以奉养心肺，血液不能输布于脏腑百骸，营养全身，反下流于肾肝，而飧泄不止，下焦阴火必乘势上僭，助心火刑肺金而乘脾土。五脏皆病，六腑随之。因此，清阳不升，阴火上逆是病理过程中的主要矛盾。东垣制甘温补脾胃元气的法则，通过益元气，达到升清阳降阴火的目的。然而甘温类药物必须有风燥升阳药物的配伍，才能更好地发挥作用。

风燥升阳类药物，气轻味薄具有升发之性。既可引甘温之药入脾胃二经以补益元气，又可推动甘温之药产生功能，潜降阴火，而且风药可以消除困脾之湿，祛散外来之邪。因此，风燥升阳类药物在《脾胃论》中占有重要位置。全书63张方剂中32张方剂分别应用了升麻、柴胡、羌活、独活、防风、葛根等药，现分述于下。

升麻味辛甘、性微苦，入脾、胃及肺、大肠经，能升阳散热。脾胃气虚，清阳下陷，必加升麻，升举下陷之清阳，还于脾胃。东垣对药物用量研究至细，治疗脾虚湿困，谷气下流，浊邪不降，阴火炎上之调中益气汤，升柴并用，升麻为引药，故小其量用二分，柴胡助升麻升发太阴、阳明、少阳经之阳气，资助甘温药，引下陷之清阳复于中州。中气素虚，又为暑湿之邪所侵，脾运失常，怠惰嗜卧，身热烦渴，自汗身重，不思饮食，脉象洪缓者，当清暑益气。虽元气损伤，但暑邪为急，急则治其标，故不用补中益气先治本，而用清暑益气汤治其标。升麻之用，取其解散肌表热邪，故增其量为一钱，又风能助淡渗之药消除困脾之湿，且升、葛并用，以升发清阳之气致津液，清升浊降，邪去正复。若血虚或胃虚而又贪食生冷，抑遏阳气于中焦，东垣取“火郁发之”的治则，用升阳散火汤。升麻引诸药入足阳明亦大其量用五钱，以发散抑遏于中焦的郁火，邪火消散，脾胃即可复其健运之常。脾胃虚弱，元气不足，遇夏又为暑热所伤，阴火炽盛，肺为热灼，日久煎熬，阴阳气血俱不足，或阴虚而热厥，或阳虚而寒厥，但终以中气损伤清阳下陷为本，故用黄芪人参汤甘温补气升阳，升麻六分，取其引甘温之药升发阳气，潜降阴火。清气升，浊邪降，暑热去，元气自复。

升麻在脾胃论中虽有24个方剂应用，但其类型不外如此。随病情之不同取其不同作用，用量与配伍亦随之各异。如调中益气汤以为引药，与柴胡为伍，均用小量，清暑益气汤主要取解肌表之热邪，增其量且葛、升并用，升阳散火汤取其发散郁火，故用量最大且与大队风药相伍，黄芪人参汤取其引甘温药升发阳气，潜降阴火，故独用六分。从此可看出东垣对于升麻的应用，均严格掌握其用量。

柴胡味苦微辛，性平微寒，入足少阳胆、足厥阴肝经。升阳散热，条达肝胆郁气。

少阳主行春令升发，柴胡引少阳经脉上行，生发脾胃的阳气，滋养春令和畅之气，是生发万物的根本。若误服苦寒药太过，戕伐中焦生发之气，使清阳抑遏于下，春令不行，阳气不能通上窍，热邪壅滞，白眼红，多眵泪，瘾涩难开但不痛。东垣知其非为实热，不用苦寒泻火。以清阳出上窍，目得血而能视。故用助阳和血补气汤。除和血补气外，以柴胡配伍大剂风药，升清阳散风热开上窍，则眼病得愈。脾虚气陷又肝郁气滞，而胁下痛或胁下急缩者，当于补中益气汤加重柴胡用量，以疏达肝气。肝脾不和，木失条达，脉弦，大便不通，心下痞满者，加柴胡、甘草，条达肝木之郁，甘缓脾土之急，再加黄连消痞满则病除。肝气郁滞，两胁及腹部痛甚者，亦可加柴胡、甘草疏肝缓急止痛。升阳除湿汤柴胡与升麻相伍，用以升下陷之清阳。脾胃虚弱又为湿邪所困，浊邪上逆，阳气下陷，春升之令不行，生长之用陷于殒杀之气，故饮食不思，肠鸣腹痛，泄泻无度，四肢沉困，小便黄。虽便黄非暴迫下注之热泻，以水液尽从大便出故尔。一虚一实治法迥殊，不用清热淡渗而以升阳除湿，湿去则浊邪除，阳升则中气变。柴胡的应用于此可见。

羌活味辛苦，性温，入足太阳膀胱兼入肝肾，取其祛风胜湿，助阳通经。

脾胃虚弱，大便不通，非血结、血秘，润肠通便药不效，此风秘也。必肠鸣、腹胀、排气，停他药，用羌活配防风各五钱，水煎空腹服下，清气升，浊气降，大便必通，止后服。若风湿之邪相互搏击，一身尽痛，用羌活配伍防风、藁本、升麻辛温发散，以风胜湿。勿用五苓助阴。如病去身痛消失，勿再服。以诸风之药，损人元气，而益其病。夏季暑湿之邪内侵，少气不足以息，服清暑益气汤，气犹短促，为胸膈肌表被寒邪所袭，阳气不得伸，当宣发卫阳，加羌活、独活、藁本少量，升麻多量，柴胡次之，以升发阳气，黄芪加倍，以助卫散表。中气不足，湿热之邪乘侮肝肾两经，气短身重，小便短赤，如炎夏已去，病气减退，渗湿清热的药则不必用。如时令变更，秋燥之气行，湿乃盛，身重气短，小便黄涩，且头目眩晕，四肢麻木的风症未退，东垣用除风湿羌活汤。羌活一两为主药，配伍防风、独活、藁本、升麻、柴胡、川芎等风药，升阳祛风胜湿，再补气淡渗清热，邪气尽去，则诸症悉除。胃风汤证之可食而四肢麻木，牙关紧急抽痛，眼掣动，为胃阳不振，升降失调，郁而生风，故用羌活配伍能达太阳、阳明经头面部的风药，祛风胜湿，温通经络，再加升、柴、葛根升散宣发，引清阳之气上行，再加补土泻火药，使风除络通，清升火降，以收全功。

《脾胃论》二活都予采用，羌活味薄气清，功专上升，有助发表之功。所以论中11见，凡脾胃虚弱，清阳下陷，又风湿之邪侵入足太阳经游于头身而发病，均在所必用。独活用的较少，未予列入。因都与羌活同用，故附此提及。虽然也可以祛除风湿之邪，但气浊下行，入足少阴肾经，故以治下焦伏风留湿为主。如升阳益胃汤用以治湿热之留滞；羌活胜湿汤用以祛除足太阴经之伏风留湿；除风湿羌活汤用以治留于下焦之湿热；升阳散火汤用以治火郁于内等均是。论中虽然4见，但都与羌活升柴为伍，有上有下，相须为用，助阳上升与祛风胜湿之力更强。

防风味甘微温，入足太阳膀胱兼入脾胃，取其散风除湿，助阳引经。

防风为风药中之润药，行于表，可助黄芪益气御风，芪防两药合用，其功益彰。黄芪得防风不虑其固邪；防风得黄芪，不虑其散表。实为散中寓补，补中兼疏。如腹中急缩或脉弦，为风邪内阻，加防风以疏肝气，郁阻自解。气虚不能卫外，津液不固而自汗，卫阳不足，腠理空疏，则易感风寒。用玉屏风散防风散风邪，黄芪益气固表，白术健脾强中，正气存内，邪不可干。脾气虚弱又为湿邪所困，阳气下陷，浊邪内阻，因而大便闭塞，或里急后重，数到圊而不能便，或少有白脓，或少有血者，不可误作湿热为患，而行泻下。若泻下，必重损阳气，使湿浊更盛。故治以除湿升阳防风汤，防风升阳举陷，引药入于中焦。配大剂苍术等燥湿健脾，清阳升，脾运健，有助于消除湿邪，湿邪除脾困去，有利于清阳上升，清升浊降中气自复。通气防风汤之用防风，取其泻肺经风热升阳益气。风寒之邪，侵入太阳肌表，使肺气郁而不宣，因而周身疼痛，小便频而短涩。此病的形成，脾肺气虚为内因，风寒侵袭为外因，补虚散邪最好的药物为防风，以其为风药中的润药，散表邪而无过燥之弊，又可助黄芪以益气升阳，肺脾之虚得补，内因自除。邪去正复，其病乃愈。

防风是风药中的良药，不比他药之燥性可畏。既能治外风，又能治内风。外则入太阳经祛散风邪，内则入脾胃消除湿阻滞气，肝郁所致的腹中胀气，亦可取效。东垣谓：“若补胃，非此引用不能行”。所以常用以引经，且用以助阳。如升阳除湿防风汤、升阳散火汤等皆是。然而对肝血虚所致的腹中急缩，非风邪所致的头痛身疼，非脾为湿困的泄泻等，当为禁药。若误用，虽为润剂，亦可损伤正气。

葛根味辛甘性平，专入胃兼入脾，取其助阳、解热、生津、止渴。

皮肤、肌肉发胀不舒，无大热，不能食，渴欲饮水者，加葛根于小建中汤中，鼓舞胃气上行津液，而解肌热。脾胃虚弱，暑湿之邪外袭，留于肌表则身热自汗，困脾伤胃则食不消而痞满。本虚虽为矛盾的主要方面，但急则治其标，清除暑热当为急务。故此不用柴胡升少阳之气，而以葛根与升麻相伍，二药甘苦平，善解肌表热邪，能以风胜湿，且葛根有使阳明经气上行，生津止渴之效。中气不足，脾运失常，湿困于内，而食不下，口干虚渴，四肢困倦者，除补脾外，升发阳气是治疗中的重点。故葛根与升麻、柴胡并用，葛根致津液以止虚渴，又有升、柴相伍，则升发清阳之力更强，清阳升，阴火降，脾机自复其运化之常。清阳汤亦葛根升麻并用，以胃虚火盛，蒸灼自汗，络脉空虚，邪风袭入，留而不去，口眼面颊歪斜，必用葛、升二药共入阳明经，散火邪，升清阳，且葛根有致津液之效，以平息胃中虚火。若胃中虚寒，气郁化火生风而能食，麻木，牙关紧急，独面肿者，葛根与升、柴、羌活等风药并用，升阳散风通络，同时配姜、蔻温胃散寒以治本。白术散治虚热而渴，风药独用葛根，不与他药相伍。以脾胃虚弱，气机不畅，津液不生，因而虚热口渴。清阳之气固需升，但其他升阳风药多燥耗津液，若滋以甘寒，必助阴损阳，均于病不合。葛根入脾胃升阳，生津止渴，解肌热，为恰中病机之品，为了加强其作用，药量独重，《脾胃论》中葛根的应用于此可知。

风燥升阳类药物在《脾胃论》方剂中占有重要位置，体现了东垣在治疗上升清阳降阴火的主导思想。此类药在方剂中有时多味同用，以其共性为升阳散风，所以看起来似乎杂药滥投，凌乱无序，其实不然。虽一方多用，但每个药都有它的重要作用，若去之则无主病之药。比如升阳散火汤，升、柴、羌、独、防风、葛根同用，风药虽多，药量且大，但缺一不可。此血虚或胃虚过食冷物，抑遏阳气于脾土，阳郁不伸而化火，走窜三焦经络。必以柴胡发少阳之火，升麻、葛根发阳明之火。羌活、防风发太阳之火，独活发少阴之火。清阳上升，三焦遂畅，各经火邪自然消散。若减去一经之药，则该经之邪不得除，必遗患无穷。汪昂在评论陶节庵的升阳散火汤时说：“方中仅柴胡一味，难尽升散之名。”从此亦可见东垣凡重点在升阳散火者，方中风药必不止一味。但也有用一味者，必大其药量。如白术散中葛根独用二两，亦可达到升阳目的。或重点不在升阳，如通幽汤中，使气不下迫，故只用一味升麻升提其气则已。如取其引经，用一味且小其量即可，如安胃汤中仅用升麻二分，足见东垣方中风药之用多用少，药量之用大用小，均有其一定标准。

四、养血化瘀药物的应用

养血化瘀类药物是《脾胃论》中见之较多的药物。如当归 23 次，地黄 7 次，白芍 7 次，桃仁 3 次，红花 5 次。因为在脾胃病的发展过程中，经常有血虚与血瘀的特定病理阶段与病理表现，而且两者同时出现，故两类药亦常同时应用。

脾胃损伤，升降失调，清阳不升而下陷，阴火不降而上侵。经脉中的血与气，始终保持相对平衡，阳气依存于阴血之中，阴血有阳气的依附，气血才能川流不息。如阴火太旺，不但灼伤阴血，而且阳气亦失去阴血的依存。脾胃阳气愈虚，阴火上乘上焦，心肺之阳道不行，脾精不能四布，使生发升腾之气下降，产生血气虚弱的恶性循环。大寒之气袭入经脉之中，可使阳少而阴凝。湿热之毒内阻，可使络脉损伤而出血。无论阴火、大寒、湿毒等内因和外因，为害肌体后，均可破坏经脉中气血阴阳的平衡，造成阳无所附而血燥血枯，或血无气附凝滞不行，或损伤经脉而阴血外出的病理过程与临床表现。养血化瘀恰为相对应的药物。

当归味辛甘，性温润，专入心生血。心无血养则动脉不通，血无气附则滞而不行。当归气味辛甘，得温中之润，阴中之阳，所以能通心而生血，为血中气药。凡一切血证阴虚，阳无所附，而见荣血亏虚，东垣皆用此治疗。并说："当归头则止血上行，身则养血中守，尾则破血下流，全则活血不走"。因血虚，血少滞涩，欲大便而不出，或大便了而不了，腹中常有气下迫，或腹痛欲大便不宽快，血虚里急，皆加当归身。腹中刺痛，或周身筋骨疼痛，或目睛痛者，皆血虚也，亦加当归身以养血和血。如大便秘涩难通，于补中益气汤中加当归尾一钱，以破血滋燥。劳役脾虚，肺气郁于大肠，便白脓，里急频见者，是为血虚，加当归以养血活血。如血虚伏火，肠失津润，大便涩滞不通，一二日不解大便，食少难下，当于黄芪人参汤中加当归、桃仁，以养血润肠通便，如服已大便通利，止后服。如脾胃气虚，始病热中，大便燥结不通，不宜攻下，宜补中益气汤中调元明粉五分至一钱，以润下肠燥。如攻下之，便虽通，而更虚其中，伤其津，恐变凶证。气虚血少，脾机不调，腹内气不畅而脉涩者，加当归身、天门冬，以养血润燥。长夏湿热交结，成为溽暑，脾气因伤，阴火逆于上，使心火过盛，乘脾耗血，血气亏少，因而心烦不安，当于清暑益气汤中加重当归、黄柏用量，以养阴血，泻阴火，复其脾胃生发之元气。如气郁于血，血气郁滞不行，心腹疼痛，脉涩者，宜当归、川芎（佛手散）行气散血，血得当归则补，而血可活，血之气得川芎之助，而气自行，血活气行郁去痛止。用当归二钱、黄芪一两（当归补血汤）治发热恶热，烦躁，大渴引饮，脉象洪大按之无力，或兼目痛鼻干。以饥饱劳役，伤其阴血，虚阳独盛，证似阳明白虎而迥异，东垣辨之较详，白虎证得之外感，实热内盛，故脉大而长，按之有力。此证得之内伤，血虚发热，脉洪大而无力。因此，不可用白虎，宜当归补血汤。当归气味俱厚，能滋阴养血。黄芪补气，其用量五倍于归，以有形之血生于无形之气，又有当归为引，则从之而生新血。仅从上述应用，可以看出，《脾胃论》主要取其养血、和血、润燥、通经络。依其配伍用量之不同，其作用又有所偏重与加强。当归味辛甘性润滑，是治疗血虚的要药，然而辛则散，甘则壅，润则滑。因此，凡血不虚，而气虚火盛，脾胃虚寒，大肠泄泻等证，又所当忌，应明辨病机，慎重选用。

地黄有生熟之分，生地味甘苦，性寒，入心肝肾兼入小肠，取其凉血清热。熟地味甘性微温，专入肾兼入肝，以其味厚气薄，专补肾脏真水，又补五脏真阴，益阴血。

中气虚弱，大热之后大复，肺心肝俱受其害，造成上热如火，下寒如冰的上盛下虚证。寒水来复火土之仇，神圣复气汤中用生地滋肾，又酒洗欲其上行，以清热养阴。如时显烦躁发热，为下焦阴火凌于上，调中益气汤加生地、黄柏，以滋肾水，泻阴火，若无烦躁发热则不加。脾土虚弱，时值夏令，湿热交织，缠绵不愈，耗阴伤血，加生地、当归身补血养阴，以滋肾肝。误服补胃热药，胃中火邪入于血络，沿阳明经上冲，牙疼头痛，加生地配丹皮凉血清热洁其流，重用黄连清其源。源清流洁，邪火自除。阳明湿盛自汗，汗多耗阴伤血，故加生地、当归补血凉血益阴，又加少许红花与生地相伍，一动一静，活血行血补而不滞。

熟地滋肾养血，如少阴肾经血虚失营，头发脱落，脐下疼痛者，恰为的证。如肾经虚损，少腹痛，宜补中益气汤加熟地五分，其痛立止，若痛仍不止，乃少阴经之大寒证，更加肉桂二三分，温经散寒。如中气损伤，脾机不运，升降失调，水谷与血如唧桶涌出，又值长夏，湿热大盛，客气胜而主气弱，导致大肠津燥血热。以湿热久困，津血失之过多，故加熟地、当归养血和血扶其正，配知、柏清热燥湿治其标。如湿毒浸淫，损伤络脉而下血者，加熟地、当归和血补血，配伍川芎活血行气。以湿毒之气，郁于血分，当行气散血，川芎味辛，为血中气药主动，最能散血中之邪，生地、当归相伍，入血补血而不滞，血活气行，湿毒自去。脾胃虚弱，升降失调，水谷精微不能输布上焦入心化赤，而致荣血不足，络脉运行不畅，气滞不行，因而，气不得上下，幽门闭塞，大便艰涩，故加二地。生地凉血润燥，熟地滋补阴精，与当归配伍，则益血润肠。多量地黄、当归再配以极少量桃仁、红花，能促其生新血，化除络脉瘀阻，动静相合，补而不滞。

《脾胃论》对生熟地黄的应用，因其性味作用之不同，临床选用与配伍亦各有异同。如应用生熟地黄的七个方剂，皆有当归配伍。二地入血，补血凉血益阴，然而其性主静，如血气不和，虽用此药补，但无益。血得归则和，归之动可助地之运化，归为血中之阳药，二地为血中之阴药，阴阳相合，则生生不已。熟地多取其补血，凉血地黄汤所治之水谷与血如唧桶涌出，当归和血汤所治之络脉损伤下血，通幽汤所治之中虚不生血，都有血虚证，但无血热。因此用熟地不用生地，不与苦寒药为伍。其中凉血地黄汤用知柏，此客气胜，主气弱。故以之治标，同时用熟地、当归补血治本。生地多取其凉血活血益阴，清胃散、调卫汤、清燥汤、神圣复气汤等均有血络热邪，或耗阴伤血，因此皆用生地不用熟地，而且都分别有知、柏、芩、连等苦寒药为伍。凡属此类病症，皆可辨证选用，然而脾虚有湿或痰多气滞者，则应审慎求之。

白芍味酸，性微寒，专入肝，取其入肝经血分敛气。气属阳，血属阴，气血阴阳相对平衡，人即安和，如阳亢则阴衰，阴凝则阳伏，血盛于气，则血凝而不行，气盛于血，则血燥而益枯。血之盛者，必赖辛为之散。气之盛者，必赖酸为之收。故用白芍敛肝之液，收肝之气，令其不妄行。

脾胃虚弱，复感寒邪，壅遏里热，火邪不得伸，灼伤络脉而吐血。用白芍者，因肝主藏血，血动则肝伤气盛，气盛则血不循常道而妄行，因而用白芍收敛肝气，则血中阴阳平衡。肝气既收，木不克土，全身得养而吐血止。东垣所谓“安其肺气”。春季肝气郁滞，腹中疼痛者，宜调中益气汤加白芍，以平肝止痛。夏季炎热天气，服调中益气汤亦加白芍以平肝息火，冬月腹痛，不可用白芍，以其为大寒药。肝郁腹痛加白芍、甘草，白芍之酸以制肝胆之横逆，甘草缓脾急，脾安而腹痛止。火郁于肠胃，恶热口渴，腹痛拒按，加白芍五分、黄芩二分以清解肠胃郁热。脾胃虚寒，腹痛畏冷喜按，加白芍、肉桂以温中散寒缓急迫。如腹痛恶热喜冷，火郁于内，已加芍、炙甘草再加黄芩二分，以解内热，天凉时，恶热而腹痛，于已加白芍、甘草黄芩汤中再少加桂。天寒冷腹痛者当去白芍，以脾胃素有虚寒，又值寒冷季节，则不宜用芍药之酸寒助阴，当加益智仁以温脾，或半夏、生姜以温中和胃。如肝气横逆，木盛克土，心下痞满而腹胀者，加白芍配五味子和肝敛肝，收横逆之势，再加砂仁温脾消胀。如腹内急迫欲大便，肛门气坠又解不出，加白芍配大黄以通便缓急。如肝胃不和，心下痞胀有压闷感，加白芍和肝安胃，黄连泻热消痞。如肺气短促不足以息，加人参益肺气，白芍敛肺气，白芍治肝安脾，使肝胆火邪不致横逆，且脾有治肺之功，因而气旺。脾胃虚损又感暑湿之邪，湿热交蒸，津液耗伤。因而眼病复作，误以泻肝散攻下，损伤肺胃之阴，病益增剧，加白芍配生甘草酸甘化阴，再加麦冬、五味子，收敛耗散之阴气，滋助损伤之津液。

红花味辛苦，性微温，桃仁味辛苦性甘温，二药皆入心包及肝，皆入血分。血主于心，藏于肝，属于冲任，周行于全身。一旦有外邪侵入，则血滞而不行。此时活血化瘀为桃仁、红花共有的作用。但因其性味之不同，临床应用亦各有异。

红花取其通瘀凉血，润燥止痛，少用能活血引经生新血。如中气不足，脾运失常，水谷流于下焦，阴火上逆，伏于血中，血气日减，升阳汤中用红花少许与当归身为伍，活血生新。阳明病湿盛自汗，汗多耗伤阴血，当归生地补血养阴，加少量红花可使归、地补而不滞。胃中火盛，汗出不止，络脉空虚，贼邪袭入，筋脉血络中大寒，气血凝结不行。因而口腮颊紧急，清阳汤中红花入血破瘀，配伍苏木、当归、桂枝，共奏化除瘀血，祛散寒邪，温通经络之效。忧思肝郁，气滞血瘀，经络不通，腹皮微痛，散滞气汤红花、当归为伍，入血使血活络通，则疼痛自止。

桃仁善治瘀血，润大便，止血逆疼痛。如脉络运行不畅，气不得上下，幽门闭塞，大便艰涩，通幽汤中加桃仁、红花，活血通胀，润肠除燥，且有归身、二地相伍，可使燥止津还。饮食劳伤，损伤脾胃，津血耗伤过多，大便秘涩不通，润肠丸中桃仁、当归梢、麻仁为伍，润燥活血，大便自然通利。肺胃之气不降，津燥气结，心下痞满，大便秘燥，桃仁、当归身润燥滋血，黄连、大黄消痞导滞。热邪结于大肠而大便燥结者，加大黄二钱、芒硝二钱能开结秘，必先嚼桃仁药汤送下，取其活血润肠，促进通幽导滞的作用。

东垣在脾胃病的治疗过程中，对补血与化瘀药的应用，有严格的标准，他注意了脾胃阴的方面，但更强调阳的方面，所以，对甘温补养脾元的阳性药，用得较多且久，而对其他类阴性药，则用得较少，亦有用者，东垣谓“从权使用”，就是有是证则用是药。补血并化瘀药，虽于阳无补，然而为了解除新的矛盾，维护整体功能，一旦出现其适应证，亦需使用。从病机看，凡脾元虚弱，阴火伏于血中，荣气损伤，血气不足，或络脉损伤出血而致血虚者，方用当归和之，因血虚无热真水不足方用熟地补之。血热或已耗伤荣血方用生地滋之。肝气郁滞，血中气盛，方用白芍敛而收之，因其为阴药，恐其助邪伤阳，故病去药除，愈时去之。化瘀药，东垣主要取其活血通络。引类药皆为动药，量大则破血化瘀，量小则活血通络。《脾胃论》各方均其小量，如红花五方中三方用一分，二方用少许。桃仁三方中除润肠丸用一两，目的在活血润肠外，其余两方用量亦小。滋补阴血的药物多为静药，静药必与动药相得，才能运化而速补，且补而不滞。因此，《脾胃论》用化瘀药，皆与补血药为伍。脾胃病治疗中的主要矛盾，终为升清与降浊，而补血并活血通络，是解决发展过程中出现的次要矛盾，所以补血化瘀药，必须掌握从权使用的原则。

五、行气去滞类药物的应用

行气类（包括调气、下气、破气）药物，在《脾胃论》中也是较常见的。如陈皮 28 见，青皮 7 见，木香 8 见，厚朴4见，枳实7见。

气为生命之重要物质，周行全身，则生机旺盛，稍有乖错则百病丛生。因此全身之气，当保之养之。脾胃之气，当随其升降浮沉。脾气升浮则健，胃气沉降则和。若中焦虚弱，元气损伤，必致清阳不升，浊阴不降，阳气不能外达，阴津不能内守。若清阳不升而陷于下，必脾机不运，而见水谷不化，大便泄泻等。若浊阴不降而逆上必上气呕逆，胸膈满闷，脘痞腹胀，饮食不思。行气类药物正为此而设。如清浊相干，气乱于胸中，需气药以调理之；木盛乘土，脾机不畅，需气药以疏泄之；中虚失运气滞肠间，需气药以醒脾快滞；脾阳不足湿在胸腹，需气药以散之；气之实而坚又在胸膈之下者，又需气药以降之。因此，凡行气药之应用，总在调理气机，使之运行畅达，因而脾胃行以复其升降之常，运化之职。

陈皮味辛性温，入脾、肺、大肠经，其辛可宣肺气，其温可运脾燥湿，常与补气药配伍。如用黄芪的22个方剂中，16个方剂有陈皮。用人参28的个方剂中，20个方剂有陈皮。用其补则留白，以其下气祛痰则去白。陈皮理气，得诸甘药又能益元气，以其升清化浊，或使气旺血升。若独用，则泻脾胃。胸脘气滞痞闷者，加陈皮配青皮疏肝理气。如脾胃虚弱，元气不足，清气不升，浊气不降，清浊之气相互干犯，乱于胸中，以致胸闷不舒，故以陈皮理之，又能宣散滞气，助升、柴以升阳，又助参、芪等甘辛药补益之作用。如胸中胀满而气盛者，加陈皮、青皮、木香少量，宣达胸脘气机。如三春之令，气候温暖，饮食不纳，加陈皮量多，青皮量少，更加风药升、柴、葛根之类以升阳，退去遗留于胃的寒邪。如暑湿之邪，困于脾肺，而咳嗽吐痰涎者，加陈皮、半夏以顺气化痰。如饮食劳倦，损伤脾胃，浊气上逆，食不知味，时而恶心者，亦加陈皮、半夏，以调畅气机，和胃降逆。如中气不足，又为湿热所困，怠惰嗜卧，四肢不收，饮食无味，大便不调者，加陈皮与参、芪、草甘温三味为伍，补益元气，调理气机，化除湿浊。如脾胃虚弱，升降失常，气机不运，大便溏而不多，后重肠鸣者，加陈皮与黄芪为伍，助芪升阳，补而不滞，导浊气下行，复中川运化之常。陈皮之应用于此可见。

青皮味辛性苦，入肝经，取其行下焦肝胆之滞气。如胸中气壅滞，加青皮二分，以破其滞气。如少气，呼吸短促者，去青皮。湿胜困脾，运化功能障碍，胸脘痞胀者，用青皮之辛温，助运化而利于气。元气不足，浊邪逆于胸中而气滞，痞满胀闷者，黄芪人参汤加青皮二分、橘皮一钱，以消除胸中之滞气。如胸中气滞太甚，或补药太过，心下有忧滞郁结感者，再加木香、砂仁二三分，白蔻二分，以通滞解郁。夏季暑热正盛，易助阴火凌于上，又易因热贪凉感受寒气，宜加青皮、陈皮、益智仁温散寒邪，加黄柏泻上凌之阴火，寒散火降，其气自行。如冬季阴寒外盛，易助体内之阴邪，再加吴萸，以温散阴寒。酒食所伤，脾虚湿困，中气不运，胸腹满胀者，加青皮、陈皮、木香以快气宽中化湿浊。东垣说："此三味为定法。"如胸膈胃脘寒邪阻塞不通，而饮食不下者，亦加青皮、陈皮、木香三味，以调畅肝胃之气滞。如胸中滞寒，气闭闷乱，肺气涩滞不行者，加陈皮、青皮，少加木香、槟榔，以破其气滞。暑湿之邪困脾，中州运化失调，胸脘痞胀，食思不振者，加青皮配炒六曲，以消食助运，平肝破滞。脾虚湿困，清阳不升，浊阴上逆，湿毒浸淫脉络而下血者，加青皮配升麻。升麻升清阳于上，青皮导湿浊于下，清升浊降，气机条畅则愈。此为《脾胃论》对青皮的应用。

厚朴气辛味苦，性温，入脾胃两经，气辛则散，故可散脾胃湿满，味苦则降，故可泻脾胃实满。如腹中胀满，或只腹胀而不满者，皆加厚朴，胸中痞满呼吸短促者，为中虚不运，小建中加厚朴，以建中州破滞气。如脾胃虚弱，心下痞闷，腹胀者，上方加重厚朴之量，甘草减半。如服寒凉药过多，损伤脾胃阳气，阴寒凝滞，胃脘疼痛者，除甘温三味补养元气外，加厚朴配干姜、陈皮，厚朴苦温，泄实满，散湿满，干姜解寒凝，陈皮行结气，元气自复。脾胃虚弱，中焦痞结，腹中胀满，饮食不佳者，加厚朴配砂仁，宽中下气，消痞破结，使气机畅通，满胀自消。脾虚不运，中焦湿滞不通，加厚朴配苍术，一以温中消胀，一以燥湿健脾。亦可随证加用他药。东垣说："凡加时，除苍术、厚朴外，依例加之。"

枳实味苦性寒，入脾胃两经，用以除胸膈以下之结气。饮食过多，损伤脾胃，米谷不化，腹胀满者，加枳实导其滞。若脾胃虚弱，湿痰内生，积滞内阻，胸膈痛胀者，加枳实配半夏，以下气破滞，燥湿祛痰。若饮食劳倦，损伤脾胃，中州运化无权，食物停滞，腹胀痞满者，《脾胃论》中用枳术丸治疗。白术甘温，补脾胃元气，其苦可健脾化湿。脾胃既虚，运化失司，徒以静药之白术补益，当更助其满胀，必以枳实苦寒下气，消除痞满。枳实之功可助术之运，同时用荷叶烧饭为丸，升养胃气，以助白术健脾之功。白术之量为枳实两倍，是先补其虚而后化其食，寓消于补。一动一静，一补一泄，确是补不碍滞，消不伤正的良好方剂。若饮食不消，气滞痞闷者，当消多于补，上方加橘皮以助枳实之用，名橘皮枳术丸。若脾虚停饮，又伤冷食，宜半夏枳术丸，用半夏温化寒饮。若破除寒冷滞气，消除寒冷饮食，则宜枳术丸加木香、干姜，干姜温中散寒，木香助枳实行气去滞，名木香干姜枳术丸。若用于健脾开胃进食，则用木香人参生姜枳术丸。以参助术温补脾元，干姜温脾暖胃，木香、陈皮助枳实下气行滞，健胃调中。

枳实之用，已如上述，枳壳之用，仅神圣复气汤一见，用以利肠胃之气。二药气味相同，又皆下气，但细分之又有所区别。枳实小而性酷，下气较速，枳壳体大气散，仅为利肺开胸宽肠。因此，气在胸中则用枳壳，气在胸下则用枳实。气滞则用枳壳，气坚则用枳实。一说枳壳治气，枳实治血，其实气为血帅，气行则血自通，非为治血药耳。

木香味辛，性苦，入肝脾两经，有疏肝醒脾泄滞和胃的作用。如脾胃虚弱，运化失调，升降失常，腹胀满者加木香，以运转肠胃气机，促清升浊降。如心下痞闷，胸中气不快利者，加木香、枳壳利气去滞。中焦虚弱，又为冷食所伤，气滞不行，宿食不消，大便不通，心腹胸膈疼痛者，加木香配胡椒、巴豆，木香理气止痛，胡椒温暖脾胃，消除宿食，巴豆逐除冷积自愈。如过食生冷，损伤脾胃，胸腹胀痛，肠间雷鸣，米谷不化者，为寒冷饮食积滞中焦的寒实证，必用温脾胃化冷积的温下药治疗，加木香配丁香、干姜、巴豆。木香之辛以散寒气，苦以降湿壅，再助以丁香之温通，干姜之温化，巴豆之温下，则冷去滞行。如脾胃虚弱，阴火上逆，散漫于四肢肌表，发热而渴，中焦失司，腹胀泄泻者，加木香、藿香行其滞气，化其湿浊，配干葛升清阳，解肌热，生津止渴。如久病虚弱，厌厌不能食，胸膈满胀，便秘或溏者，为中气不足，气机失调，大剂白术、炙草健脾厚肠胃，配木香、枳实、厚朴等以行气去壅导滞宽中。如脾为湿困，谷气下流，饮食不和，气机不畅者，加木香、陈皮，以转运脾机，健胃调中，促其清升浊降，复其中州之常。

行气药皆动，温补药皆静。脾胃元气损伤，气运失常，温补脾元在所必需，但静药温补，必使满胀更甚。因此，东垣应用温补药时，多以行气药为佐。气药之动可助补药发挥作用，补而不滞。行气药多用久用，则于真元有损，而补气药恰可监制其短，二者相须为用，相得益彰。

行气药的作用，总在调理气机，使之正常运行，若饮食不时、寒温不适、劳役过度、喜怒忧恐、脾胃损伤，所造成的气机失常，而在胸、膈、脘、腹部因气的滞塞郁阻而出现痞、闷胀、满等症，必用行气药调理。按其部位及适应证候选用。清浊相干，气乱于胸，则用陈皮；木盛乘土，胸膈痞满者，则用青皮；脾胃虚弱或为湿困，而胸腹满胀者，则用厚朴；胸膈以下之气实而坚者，则用枳实；中虚失运气滞肠间者，则用木香。足见《脾胃论》方剂中，对行气药的应用，都有它的标准。

东垣继承了仲景、师承了洁古的医学思想，发展了甘温除热学说，阐释了脾胃损伤的病因病机。对每一个药物的应用剂量与配伍都有过细的研究，对后世认识和治疗脾胃阳虚及肺、心、肝、肾的虚证，提供了理论与实践相结合的规律性的东西。然而，李氏强调了脾胃阳的方面，对阴的方面重视不够。随着医学的发展，时至清代，叶氏补充了脾胃阴的理论与治疗方药，使脾胃学说更加充实，更臻完善。

脾胃学说在临床上的应用

脾胃学说始于《内经》，立于金元，以后又有不断丰富和发展。李东垣是金元时代四大医学家之一，名杲，字明之，世居真定，即今河北正定，晚年自号东垣老人。东垣随易州（今之河北易县）张元素（字洁古）学医，继承发展了张洁古的医学理论和经验，创立了脾胃学派。对祖国医学作出了不朽的贡献。

脾胃学说是中医理论中的一个重要部分，通过调整脾胃达到治疗目的是中医临床上一个重要措施。金元以前，虽然没有脾胃专著，但不少著作提到脾胃的重要性，如《内经》中有"胃气为本"，"得谷者昌，失谷者亡"，"五脏六腑皆禀气于胃"。仲景云："人受气于水谷以养神，水谷尽而神去。"有人说一部《伤寒论》就是"保胃气存津液"。李东垣在前人的基础上，又继承了张洁古的养胃气，师古方，裁新方的思想，创立了自己独立的脾胃学说。东垣认为元气是人体的重要物质，而元气的产生全在脾胃，他还认为脾胃虚弱是疾病的内在因素，如中州健运，虽有外邪亦不能使人病。他根据这些论点，创立了调理脾胃的理论方法和方药，如补中益气法、升阳益胃法等，补中益气汤、升阳益胃汤等。东垣这些论点和方药，经得起后人的验证，得到了后人的赞同，并有新的发展，如明代张景岳在东垣强调五脏六腑有病，当治脾胃的基础上，提出"安五脏即所以治脾胃"的新观点，扩大了脾胃病治疗的领域。到了清代，脾胃学说又有了新的进展，叶天士创立了“滋养胃阴法”。叶氏认为东垣重视“脾”而忽略了“胃”，重视了“温补”而忽略了“滋补”。脾为脏属阴，胃为腑属阳，脾喜燥恶湿，胃喜润恶燥，而李东垣的补中益气、升阳益胃等法，只能用于脾气虚、寒湿犯中等证，不可用于胃，否则不仅无益，而反有害。叶氏的“滋养胃阴法”恰是治胃良法。因此脾胃学说到了清代，叶氏又为之丰富和发展完善了。

脾胃学说的建立是有一个过程的，它是由不被人认识到逐渐被人认识的。开始不少人反对，因为前人有“肾为先天之本，脾为后天之本”的学术观点，有人认为先天的“肾”比后天的“脾”更重要，在治疗上认为“补脾不如补肾”。赵献可是代表人物，他在《医贯》中说：“饮食入胃，犹水谷在釜中，非火不热，脾能化食，全赖相火之无形者，在下焦蒸腐，始能运化。”还有一些人赞同这种观点，形成了以“先天说”为基础的“补脾不如补肾”的“学派”。随着医学的发展，不少医学家在实践中认识到脾胃学说的临床意义，提出精辟的论断，如张景岳认为：“水谷之海，本赖先天为之主，而精血之海，又必须赖后天为之资……凡先天有不足者，但得后天培养之功，亦可居其强半”。清·石寿堂在《医原》中说：“胎为薄弱，先天不足者，人不得而主之，又恃调摄后天，以补先天之不足，若是者胃气不尤重哉？重胃气非即所以重肾气哉？”张、石两家又在理论上发展了脾胃学说，巩固了脾胃学说的地位。

脾胃学说越来越被医学家所重视，都认为调理脾胃的理论和实践是中医体系的一个独特的重要部分，因此脾胃学说在临床上的应用，有进行讨论的必要，但我们讨论的范围，不局限于东垣的脾胃论、叶桂的滋养胃阴论。补脾胃、滋胃阴都偏重于“补”，东垣虽有始为热中，终传寒中之说，治疗上也用一些硝、黄之类攻下，但终归不多，事实上脾胃的虚证，多由实证转化而来，也就是终传寒中。诚然，补脾胃是脾胃学说的特点，但在治疗上只言治虚，不涉及实证，总是不够全面。下面就脾胃的特性和生理、脾胃与其他脏腑的关系、脾胃病常用治法三个问题重点叙述。

一、脾胃的特性与生理

脾胃是人体脏腑中的重要部分，脾为脏，属阴，胃为腑，属阳，脾胃相表里，在五行中脾胃均属土。脾为阴土，属湿土；胃为阳土，属燥土。二者具有不同的性质，不同的作用，不同的特点，相反又相成，因此产生内化水谷，提取精微，益气生血统血，滋养脏腑百骸的作用。脾胃不仅和脏腑，而且和躯体各部分都有密切关系。如“开窍于口”“其华在唇”“大腹属脾”“脾主肌肉”“脾主四肢”，脾胃发病之后，又可产生痰饮、食积、瘀血等病理产物，脾胃的生理病理和临床有密切关系，为了弄清概念，指导临床实践，脾胃的特性与脾胃的生理功能必须讲清。

（一）脾胃的特性

主要表现在“纳和化”“升和降”“燥和湿”，如果矛盾的两个方面和调，则为正常的生理功能，如两方面不和调，不能相反相成，则为病理状态而发生疾病。

1. 纳和化 胃主纳，脾主化。纳就是摄取食物，《灵枢·五味》说：“胃者，五脏六腑之海，水谷皆入于胃。”水谷，即指食物而言。化就是运化食物。杨玄操说：“脾者，主化水谷。”纳和化是一对矛盾，矛盾统一才能完成脾胃的运化任务。张景岳说："胃司受纳，脾司运化，一运一纳，化生精气。"此为脾胃正常的运化功能。若反其常，必然纳化一反常态。其原因不外内伤与外感两大类。外感六淫之邪，可影响脾胃，使纳化反常，这种情况，外感一除，纳化功能自然恢复。若属内伤，多为本脏自病，也可由他脏影响而生，本脏自病者，以治本脏为主，他脏影响者，当先治他脏。

胃纳作用反常，多见纳减，不食，或多食，善饥，或食后脘中嘈杂不适等。

脾化作用反常，多见食后作胀，或食后思睡，或饮食不为肌肉，四肢无力等。

临床上纳化反常出现的症状，是诊断脾胃疾病的重要环节，调整纳化功能，是治疗脾胃疾病及其他许多有关疾病的重要措施。张景岳说："调整脾胃亦可以安五脏。"这句话在临床上有特别重要的意义。

2. 升和降 升降是脏腑之间特有的机能。脏腑只有当升的升，当降的降，才能维持正常生理功能。朱彦修说："脾具坤静之德，而有乾健之运，故能使心肺之阳降，肝肾之阴升，而成天地交泰矣"。这是说心肺属阳又必须下降，肝肾属阴又必须上升，而这种升降的枢纽则在中焦的"脾胃"。

每一脏腑又各有其阴阳升降。就脾胃而言，"脾"虽属阴而具有"升"的作用；"胃"虽属阳而具有"降"的作用。只有这样才能形成升降运动。叶天士说："脾宜升则健，胃宜降则和。"说明脾胃的健运，有赖于正常的"升降"。

什么叫"脾升""胃降"？升就是升清，降就是降浊，清是指食物精微，浊是指食物中之糟粕。程杏轩在《医述》中说："食物入胃，有气有质……得脾气一吸，则胃气有助，食物之精得以尽留，至其有质无气，乃纵之使去，幽门开而糟粕弃矣。”脾吸收了精微之气后，则脾气散精上归于肺。幽门开之后，则将糟粕从大小肠、膀胱排出体外。喻嘉言在《寓意草》中说“中脘之气旺，则水谷之清气上升于肺，而灌输百脉；水谷之浊气下达于大小肠，从便溺而消”。这就清楚地说明了清浊升降的正常运化功能。

周慎斋说：“胃气为中土之阳，脾气为中土之阴，脾不得胃气之阳则多下陷，胃不得脾气之阴则无转运。”这句话具有重要的临床意义。如有一种胃气不降的便秘，可用淮山药滋养脾阴而取效。脾气不运的，可用草豆蔻等温化胃阳的药取效。如不明脾胃升降之理，则无法运用这些药物。

升降运动失常的病理现象，在“胃”的方面，有“不降”和“不降反升”两类。胃气不降则糟粕不能向下传递，在上则噎膈满胀，在中则脘痛、嘈杂，在下则便秘、泄泻。不降反升，则出现呕吐、呃逆、反胃，如病在血分则将发生吐血，甚或癥积。

在“脾”的方面也有两类，即不升和不升反降。“不升”则不能运化精微，从而出现“脘闷”“食后困倦”“食后思睡”“腹胀”“四肢无力”“饮食不为肌肉”“腹泻”等，不升反降则中气下陷，临床上出现子宫脱垂、脱肛、内脏下垂、大便滑脱不禁等。

引起升降失常的原因很多，不外七情六淫。治病求本，因此必须分清病因，正确立法选方，才能取得良好疗效。

3. 燥和湿　在脾胃具有两种含义，一种是生理方面，一种是病理方面，生理方面是指特性，病理方面是指病因、病理反应而言，分述如下。

（1）生理方面的燥湿：脾为湿土，胃为燥土，两者是

“相反”的，但在生理情况下又是“相成”的，尤在泾说：“土具冲和之德，而为生物之本。冲和者，不燥不湿，不冷不热，乃能生化万物。是以湿土宜燥，燥土宜润，使归于平。平者无太过，无不及之谓”。否则，“湿胜固为淖泽之泥；燥甚亦为燥烈之火；寒胜固为火不生土；暖甚又为壮火食气。”说明脾胃的燥和湿必须相互协调，才能产生正常的生理功能。如果一方偏胜，就要发生疾病。

脾湿与胃燥在正常情况下是无法测知的，只有在病理及治疗过程中才能证实其存在。如脾多湿病从而出现“湿证”时，用理脾燥湿的方药，就能消除；又如胃多燥病从而出现“燥证”时，用清胃润燥的方药，就能消除；从此可以看出脾湿与胃燥的特性是经过反复实践证实的，是客观存在的。

（2）病理方面的燥湿：“湿为阴邪”，临床上多兼夹之证，单纯的湿病比较少见。魏荔彤说：“湿为无往着之邪，必依附于物而后行。外感之湿，非附于风寒不能中于表，内蕴之湿，非附于寒热不能肆于里。”感于寒则为“寒湿”，兼之风则为“风湿”，兼有热则为“湿热”。

“燥为阳邪”，也可兼夹诸邪为病，与湿不同之点，它是能单独为病的。再者，燥湿之间还可以相互转化，下边分别谈脾湿与胃燥。

“脾湿”：顾松园说：“饮食之湿，酒水、瓜果、乳酪是也。”内因之湿，脾胃必先损伤，而外因之湿，初则虽犯在皮肤筋脉，而日久还是归于脾胃。章虚谷说：“始虽外受，终归脾胃。”因脾为湿土，故湿邪容易相感。湿邪阴凝板滞，一入于脾，必伤其阳，阳虚则寒生，故湿寒相合而且形成“寒湿困脾”之证。临床上常称之为“湿邪困脾”或“脾为湿困”，其实都有寒邪在内，因此，都用苦温燥湿之法治疗。

但是如其人素盛胃燥者，则不会损伤脾阳，而是湿与胃燥相搏，形成“湿热”之证。张景岳说：“湿从阴者为寒湿，湿从阳者为湿热。”例如湿邪夹风，则为“风湿”。由于“风淫末疾”“湿流关节”，脾主四肢，因此风湿多关节痹痛之症。但湿归脾，初虽多犯表分之关节，而同时或最后总会引起脾的病变。所以治痹证之方常参以助脾行气之药。李士材说“盖土强可以胜湿，而气足自无完痹也”。临床常用治关节痛的“独活寄生汤中”之参、苓，蠲痹汤中的芪、草，都是用以助脾益气。

“胃燥”：可分内因与外因两种燥，外因胃燥多由湿热之邪入于阳明，热甚而化。内因胃燥则因胃阴不足，脾虚血少所致。外因之燥多结胸、便难；内因之燥多噎膈、消渴。外邪入里，热结阳明，宜三承气攻下郁热；在内燥邪多损伤胃阴，宜叶氏“滋养胃阴法”。

燥病可单独出现，亦有燥湿相兼，燥湿同病者，如《金匮》止逆下气的麦门冬汤。麦冬润火逆之燥，半夏燥湿去痰，共治肺燥湿热之证。又如张景岳的金水六君煎，二陈汤加当归、熟地，是治阴虚痰饮之有效方剂，有燥湿兼顾，脾肾同治的作用。

燥和湿可以互相转化。石寿棠说：“燥郁则不能行水而又化湿；湿郁则不能布津而又化燥。”周学海进一步解释：“夫六淫之邪，郁甚皆见湿化，郁极则由湿转见燥化，何者？郁则津液不行流通而有所聚，聚则见湿，积久则不能生新，则燥化见矣”。《读医随笔》认为，这种转化是有条件的。如湿病而过用温燥或苦寒，则湿可化燥；原属燥病而过用清滋或腻补，则燥可化湿。石氏、周氏等都告诉我们，治病用药必须恰到好处，不可过剂。否则会使病性转化。治燥、湿之病如此，诸如寒热、虚实、表里之证又何尝不是如此？

（二）脾胃的生理

主要有“运化”“益气”“生血”“统血”四种，这些功能的正常运行，是由于脾胃的纳与化、升与降、燥与湿三种特性作用的结果。

“运化”是脾胃的主要功能，运化的结果就是益气、生血、统血。运化包括脾胃的纳化功能，而纳化又是运化的两个过程。《素问·经脉别论》说：“饮入于胃，游溢精气，上输于脾，脾气散精，上归于肺。”饮食入胃之后“游溢精气”，就是把食物中的精微物质消化游离出来，再供给脾进一步运化，而输送至“肺”，再送至全身的各个部位，同时又将“糟粕”输送入大小肠而排出体外，完成整个运化过程。这个过程的完成，是和脾胃的纳化、升降两种作用分不开的。

在运化过程中，有一个动力问题，就是纳化、升降的作用靠什么发生，古人有几种观点。

（1）胃阳为动力：脾胃之所以能运化水谷，主要靠胃阳之鼓舞，脾属阴而胃属阳，在运化过程中，不是一脏来完成，因为脾属阴土，阴主静，静则不能生化，必赖胃阳为动力，才能使运化功能正常进行。

（2）心火为动力：根据五行火生土的母子关系，何梦瑶说：“脾之所以能运行水谷者，气也，气寒则凝滞而不行，得心火以温之，得健运而不息，是为心火生脾土。”赵献可说：“余于脾胃分别阴阳水火而调之，如不思食，此属阳明胃土受病，须补少阳心火也。”

（3）命火为动力：脾胃运化以肾中命火为动力。张景岳说："命门为元气之根，为水火之宅，五脏之阴气非此不能滋，五脏之阳气非此不能发，而脾胃以中州之土非火不能生……岂非命门之阳气在下，正为脾胃之母乎？"陈士铎说："胃得命门而能受纳，脾得命门而能转输"。

三种观点虽然不同，但其共性是阳。不论胃阳、心火、命火，都是阳的范畴。因为阳主动，无"阳"则独阴不长。当然孤阳也不能生，阳必须附于阴，阴阳和调才有生气。

"益气生血"是脾胃正常运化的结果，如肺主气，而"气"来源于脾。"脾气散精，上归于肺"，这个"精"主要还是气。心主血，而血的来源是"脾"。《内经》说："脾藏营"，"营出中焦"，"中焦受气取汁，变化而赤，是谓血"。就是说，血来源于中焦，来源于脾，张景岳说："血者，水谷之精也，源源而来，化生于脾。"这样就更明确了。

脾的"益气生血"功能，临床上有重要意义。治疗上也是常用的法则，如气虚者，应助脾益气，血虚者，宜理脾生血。常用的归脾汤、人参养荣汤都是以助脾为主的方剂。

"统血"就是统帅或统摄血液，这是脾的重要功能之一。方隅说："脾裹血，若脾无所裹，则肝无所藏，心无所主"，"裹者，裹结不散之意"。也就是说脾统血，就是统帅或统摄血液，不让它妄行，能正常循行于脏腑百脉之中，不至妄行于脏腑百脉之外。尤在泾说："脾统血，脾虚则不能摄血；脾化血，脾虚则不能运化，因而脱陷妄行。"我们在临床上见到的血液妄行的病证如吐血、衄血、肠风、崩漏等，都是由"脾不裹血""脾不摄血"所引起的。我们常用的归脾汤，就是治疗脾不统血，引血归脾的良好方剂。

二、脾胃与其他脏腑的关系

我们研究脾胃学说，并在临床上运用这种方法治疗疾病，除了要弄清脾胃本脏的特性、病变、生理功能，还必须弄清脾胃与其他脏腑的关系。因为脾为后天之本，能益气生血，濡养脏腑百脉。同时脾胃属土，土能生万物，万物皆归于土，和脏腑有非常密切的关系。所以脾胃有病很容易影响其他脏腑。其他脏腑有病也很容易影响到脾胃。因此对这种关系应进行讨论。

1. 脾胃和肝的关系　这种关系要用五行学说来解释。脾与肝是相克关系，木克土。脾为阴土，必得肝木条达活泼之性加以疏泄，脾才不会阴凝板滞，才能正常运化，才能正常升降。脾要受肝的制约，但对肝也有帮助。如肝为刚脏，必赖脾供给血液以濡养，才能遂其条达之情，而不致刚强太过。肝与胆相为表里，但都属木，因此木克土有两种情况，肝木太旺则克脾土，胆木太旺则克胃土。在正常情况下，肝主升，胆主降，脾的升清作用，必赖肝木升发之气的制约，而胃的降浊作用，必赖胆木下降之气的制约，这样才能“升降和调”。如肝胆之气失调，则要影响脾和胃的功能而生病。这类疾病，一般都称木克土。肝胆之克脾胃，可分太过、不及两类，但都能影响脾胃的运化功能。如肝气横逆，影响脾，肝气郁结，也影响脾。如“痛泻要方”证之腹痛、肠鸣、泄泻等为“肝气横逆”木乘土的表现。四逆散、逍遥散证的脘闷不舒，郁郁不乐，善太息，饮食不香等为肝气郁结的表现，横逆者为肝气太过，郁结者为肝气不及。又如“胆热太过”可影响胃。像“温胆汤”证之脘痛、嘈杂、吞酸，甚至呕吐酸苦，睡眠不安等，临床上叫“胆胃不和”。“温胆”

者，以竹茹、枳实清胆热、破滞气，二陈和胃气，通阴阳。“胆气郁结”也影响脾胃，如黄疸病，胆汁不能正常排泄而溢于皮肤。由于胆汁不循常道，必然影响胃纳，因而出现不思食、厌油腻、大便不通等。茵陈蒿汤，用茵陈、栀子利胆清热，大黄降胃气，胆气郁结自解。

就肝木乘土而言，有两种类型：一种是由肝气横逆乘克脾土；一种是由脾虚而招致肝木来克。实则乘其所胜反侮其所不胜，虚则所胜乘之或所不胜反侮之。同是木乘土，有的是因肝实而乘脾土，其主要矛盾在“肝实”；有的是因“脾虚”而招致肝木来克，其主要矛盾在“脾虚”。这种关系必须弄清楚，否则主次倒置就要影响疗效。

木乘土之证不能笼统而言。因为由“肝实”而发者，其脾未必即虚，由“脾虚”而发者，其肝木未必横逆。因此与木乘土相应的治疗法则“扶土抑木”法，也不能笼统言之，因为在临床应用时，扶土和抑木，是有所侧重的。如以肝实为主者，则应重在抑木，佐以扶土；如以脾虚为主者，则应重在扶土，佐以抑木。所以临床上笼统称木克土，扶土抑木而不加分析是不对的。例如刘草窗的“痛泄要方”是“抑木扶土”而不是“扶土抑木”的方剂。痛泄要方是由防风、白芍、陈皮、白术四药组成。防风疏肝，白芍敛肝，陈皮理气止痛，三味药都没有扶土的作用，只有白术一味扶土。从药物组成可以看出这个方子是以抑木为主的方剂。再从主治的症状看，腹痛，泄泻，痛则欲便，便则痛减，脉右关弦，都是一派肝气横逆乘克脾土的症状，脾土受损是很明显的，但并无虚象，故此方以“抑木”为主，因肝实乘脾，最后将导致脾虚，所以佐以健脾燥湿的白术以预防之。从此可以看出，由于脾虚招致肝木来克，使用痛泄要方治疗是不对的。

主要矛盾在脾虚的木克土，黄芪建中汤比较恰当。黄芪、大枣、甘草、饴糖补脾，佐以抑木敛肝的白芍，则符合扶土为主，佐以抑木的原则。

脾对肝有养阴血，濡养其刚强之性的作用。华岫云说："土以培之"，意思是说肝的刚暴之性，必得脾土的阴血予以培养，才能"刚柔相济"。《内经》说："食气入胃，散精于肝，淫气于筋"，说明肝中所藏的血和它所主的筋的营养都来源于脾胃水谷的精微。因此当脾胃机能障碍，影响水谷精微化生营血，肝失血养时，则易因阴虚而风动。如小儿久泄伤脾，可发生抽风，称"慢脾风"。抽风是肝病，其原因是脾虚，临床治疗应以治脾为主。

2. 脾胃和肺的关系 按五行学说，脾胃属土，肺属金，脾胃和肺是相生关系。脾胃为肺之母脏，肺所为之气来源于脾。何梦瑶说："饮食入胃，脾为运行精英之气，虽曰周行诸脏，实先上输于肺，肺先受其益，是曰为脾土生肺金，肺受脾之益，则气愈旺化水下行，泽及百脉。"说明脾胃水谷所化精微，首先充养于肺。因此当脾胃虚的时候，肺必首先受其影响。肺气不足也大多与脾有关。脾胃虚弱的人易受感冒，看起来感冒是卫气不足，玉屏风散是补气固表的有效方剂，方中用白术，意即补脾。

脾虚可影响肺，肺虚也可影响脾，临床上经常可以看到肺虚的患者，其病因与脾虚有关系，但肺虚以后，反致脾气更虚。肺痨患者，不仅少气懒言，而且食不思，便不调，肌肉消瘦。这在五行学说中为"子能令母虚"，或"子盗母气"，治疗上采用"虚则补其母"，"补土生金法"，李士材说："扶脾即是所以保肺，土能生金也"。"补土生金"已被广泛应用，《十药神书》中的"白凤膏"就是一个治肺痨病的著名的“补土生金”的方剂。

补土又必分清阴阳，脾属阴而胃属阳，脾属湿土而胃属燥土，脾喜燥而恶湿，胃喜润而恶燥，脾病则湿胜而易伤阳气，胃病则燥胜而易伤阴津。因此脾病多用助气药，胃病多用养阴药。临床上凡脾气不足者多引起肺气虚弱，胃阴弱者多引起肺阴不足。如少气懒言，恶风自汗，脉缓而细等，补土生金应以助脾益气的参苓白术散为主；肺阴虚者多阴虚火旺，而见咯血，烦躁，不寐，舌质嫩红，脉细数等，补土生金则应以养胃阴的沙参麦冬汤为主。立法选方虽各不同，但治疗原则却都是“补土生金”。

脾为肺之母，但脾胃的运化，又必赖肺气的宣发，饮食入胃之后，将精气游溢于脾，脾又将津液输布于肺，肺赖其宣发之性，再将津液散布于全身，清者上行，浊者下达。这样脾胃中的水湿才不停留。然而肺气来源于脾，而脾胃的运化功能，还是和肺分不开的。古有“脾为生痰之源，肺为贮痰之器”之说。痰之所以会生，由于脾阳之不足，而痰之所以会贮，实与肺气不宣有关。

一个“停痰留饮”的病证，大多与肺脾二脏有关。但临证之时，要分清偏肺、偏脾。例如由肺气不宣而影响及脾者，则当以治肺为主，理脾次之；假如由脾气不足而影响及肺者，则当以治脾为主，理肺次之。比如痰喘患者，可用款冬花、紫菀、麻黄、杏仁等合二陈汤治疗。如果饮食不佳，肌肉消瘦，神疲体倦而咳喘者，则当用六君子汤合款冬花、苏子、杏仁等健脾胃兼止咳平喘。前者重在治肺，后者重在治脾，主次分明均可取得好的效果。若偏脾、偏肺不分，混而治之，则难收良效。

3. 脾胃和心的关系 心和脾胃是相生关系，所谓“火生土”。脾胃运化精微，必须有心火的帮助，才能完成任务。何梦瑶说：“脾之所以能运化水谷者，气也，气寒则凝滞而不行，得心火以温之，得健运而不息，是为心火生脾土”。

火生土，除心火生土外，还有一个“心火生胃土，命火生脾土”之说。二者都有临床意义。先谈“心火生胃土”之说，“命火生脾土”之说下边讨论。

痰饮留中的患者，大多出现心悸气短、脘痛畏冷、腹泻等，这些症状一般认为乃脾阳不足所致，其实脾阳之所以不足，是因心阳不振，火不生土所致。治疗痰饮留中，苓桂术甘汤要算主要方剂，而方中的“桂”主要是温养心阳，使心火生脾土。又如治疗中焦虚寒，胃脘作痛，饮食不思，常用的附桂理中汤，方中附子、肉桂温养心阳补火生土是很明显的。火虽能生土，但心主血，血的来源在于脾胃，如脾胃运化失常，不能益气生血，则心失血养，亦要成病。李东垣说：“心主神，真气之别名也，得血则生，血生则脉旺。”心血不足，可产生怔忡、心悸、恍惚、健忘、神倦或失眠多梦等症。这些都与“脾虚”不能生血以养心有关。因此治疗应当助脾以养心。我们常用的归脾汤重点在养血宁心，其实是以助脾生血为主，许多心血不足的病证都能以此方加减治疗获效，其重点就是治脾。心病治脾是根本的治法。

五行学说中，有“母能令子实，子能令母虚”之说。在此也具体讨论。

“母能令子实”。如心火太旺，可令足阳明胃发生“燥病”。一个心火亢旺的患者，夜不能寐，同时会出现胃实燥热而大便燥结不通之症。这种病证，如不辨其本末，见其大便燥结不通，竟用通法治疗，只能取效一时，而不能根治。必用“黄连泻心汤”等方泻其心火，心火去，则失眠自除，大便自通。从此可以看出，胃之燥实，并非胃的本脏病，而是母脏之火旺所引起的，其主要矛盾在心而不在胃。

“子能令母虚”。如阳明燥结之证，可灼伤心阴，使心火偏亢。温热病热入中焦，高热、口渴、大便闭结，常可发生神昏谵语等心火偏亢的症状，其治疗必用“白虎汤”清里热，或用“大承气汤”釜底抽薪，下其燥结，其热自退。神志自清，心阴自复，而心火自然不亢。假如只泻心火或用清心开窍之剂治疗，则很难收到全功。当然常见热病神昏之证，按热入心包治疗者多，但应该看到，子令母虚之证，临床上是屡见不鲜的。如热性病，热退之后，继之发生怔忡、心悸、脉动细数等心阴不足之症，必用大剂养阴宁心之剂，如生脉散等方能收功。因为阳明热盛，耗伤心阴，“子令母虚”，因此从阳明热盛可引申至热性病热退之后，都应注意心阴之滋养，以防心火亢盛之变。

4.脾胃和肾的关系 脾胃与肾的关系，一个是“土克水”，一个是“命火生脾土”。

“土克水”，脾属土，肾属水。而土分燥湿，脾为湿土，胃为燥土。湿土不能制水，因为“湿土”不仅不能制水，反而能助水。只有燥土能制水。因此要肾水不泛滥成灾，必须有充足的胃阳，如果胃阳不足则土不能制水，而为水病，溢于肌肤则为水肿。

水肿病的病机，与肺脾肾三脏有关。初病多在肺，继而传脾，再而传肾，这是指的一般传变规律。但也有脾肾本脏自病而肿者。脾病者，多为脾阳不足，湿不能化津，聚而成水所致。肾病者多属肾阳不足，或寒湿之邪外袭，以致气不化水而泛滥成灾。脾肾二脏有“相克”的关系，所以水肿病，两脏常常互相影响，如脾阳不足者，每每因土不制水而导致肾水泛滥，肾水泛滥又每每因为阴邪太甚而反侮脾土。所以治疗肾水泛滥的水肿病，多以温阳为主。在温脾阳方面，实际上是“温胃阳”，因为脾胃相为表里，言脾则胃在其中，这个概念一定要弄清楚，如实脾饮是培土制水，治疗水肿病的名方，其实“实脾”，实际上是助胃阳以祛脾湿，方中的草果仁、干姜、厚朴、木香等都是温胃助阳的药物。

胃为燥土能制水，假如燥之太过，就要耗伤肾阴，所谓“实则反侮其所不胜”，这是土克水。

命火生脾土：肾寓真水真火，因为“火生土”，所以肾中有一个火，就产生了“命火生脾土”之说。唐容川说：“脾不得命门之火生土，则土寒而不化，食少虚羸，土虚而不运，不能升达津液，以奉心化血，渗灌诸经”。然而属火的主要脏器是心。因此有“命火生脾土，心火生胃土”之说。这些学术观点在临床上都有一定的意义。至于命火生脾土，我们在临床上经常使用，如五更泻就是命火不生脾土的典型疾病。而治疗五更泻的常用方剂“四神丸”就是补（命）火生（脾）土的典型方剂。

从“命火生脾土”一点看，克中有生，本来是“土克水”，而其中都包含了“命火生脾土”在内。不但如此，还有人认为肾水有强土的作用。如冯楚瞻说：“水不得土，借何处以发生，土不得水，燥结何能生物，故土以承水柔润之法，木以承土化育之成，补火者，生土也，滋水者，滋土也。”因此，脾胃运化和肾水、命火都有密切关系。火固然能生土，而火过盛则脾胃燥，水固然能滋土，而水太盛则脾胃湿。如水肿病机，多阳虚阴盛，故治疗应当“益火之源以消阴翳”。劳瘵的病机，多阴虚阳盛，故治疗应当“壮水之主以制阳光”。这些疾病都和脾肾有密切关系，如不分清水火阴阳，则用药难以恰到好处，临床难以收到好的效果。

再者，“肾藏精”。肾虽藏精，而精的来源在脾胃。肾精必须有脾胃的滋养，才能生生不息。如果脾胃的运化失职，则不仅不能益气生血，而肾精的来源也随之不足，从而使之出现肾虚的病证，如腰膝酸软、骨痿无力，乃至精清、精冷，不能生育诸症。这类疾病的治疗，有的认为必须补肾，但如果弄清了脾肾的关系，就知道肾虚的根本原因在脾胃，治疗就会采用“补肾不如补脾”的学说去处理。《内经》中有“精不足者补之以味”，其意义就是用厚味补其脾胃，脾胃健全，能更好地吸收精微物质，自然就能生精。六味地黄汤为滋养肝肾的名方，而方中的山药、云苓都是为了补脾。固肾涩精的金锁固精丸，方中也用了健脾的芡实。其用意都是为了健脾胃。脾胃与肾的关系如此，与其他脏腑的关系也如此，这些都应该很好地研究。

三、脾胃病常用治法

脾胃的特性、生理功能以及与其他脏腑的关系，是多种多样、错综复杂的，其病理表现也千差万别。发病与否，不外纳和化、升和降、燥和湿，这三对矛盾能否统一、是否正常。这三种特性与生理作用的反常，其原因与症状虽有多种，但归纳一下，其临床表现的“证”，则不外“寒”“热”“实”“虚”四大纲。因此其治疗也就明确了，总不外“温”“清”“攻”“补”四大类。“温”者温其寒，“清”者清其热，“攻”者攻其实，“补”者补其虚。下边分别进行讨论。

（一）温法类

1. 燥湿健脾法 应用于“湿邪困脾”之证。临床上多见食欲不振，口淡不和，脘闷思睡甚则腹胀便溏，苔白厚腻，脉缓滑等。

“湿邪困脾”之证，多见于长夏湿邪较重的季节，其发病由于外感湿邪，由经络而入脏腑；也有的因饮食不节，过食瓜果生冷之物，损伤脾阳而湿从内生。对这种病证，平胃散是一个有良好效果的方剂。

平胃散由苍术、厚朴、陈皮、甘草四味药组成。口淡不和，胸闷思睡，苔白厚腻者，以苍术为主药；脘闷、腹胀者，以厚朴、陈皮为主药；湿甚下流于肠间面腹泻者，加茯苓；口黏纳差者，加砂仁或白豆蔻；湿邪上干，头目昏闷者，加藿香叶、佩兰叶；恶心者，加法夏。方中的甘草为静药留中，易致脘闷腹胀，故用量宜轻，一般不要超过 6 克。

由于“湿邪困脾”之证，可兼有其他病证，所以本方又可与其他方剂同用。如湿聚为水，流于皮肤而为水肿者，可与五皮饮同用；湿聚成痰，贮于肺而咳嗽有痰者，可与五苓散同用，名胃苓汤。

2. 燥湿祛痰法 “脾为生痰之源，肺为贮痰之器”。脾湿生痰之后，最易表现为咳嗽痰喘。燥湿祛痰，为治疗此类疾病的有效方法。

二陈汤为燥湿祛痰的代表方剂。就痰而言，种类颇多，此方加不同药物，多可取效，风痰加南星、皂角；火痰加石膏、青黛；湿痰加苍术、白术；燥痰加瓜蒌、杏仁；食痰加神曲、麦芽、山楂；老痰加枳实、海浮石、芒硝；气痰加香附、枳壳；胁痰加白芥子；四肢痰加竹沥。本方在临床上应用甚广，丹溪说："二陈汤，一身之痰，无所不治。"此说虽不尽然，但后世在此方基础上化裁的常用方剂是很多的。如温胆汤即本方加竹茹、枳实。是一个燥湿化痰，清胆和胃的方剂。张海峰用温胆汤加石菖蒲 30 ～ 60 克，郁金 15 ～ 18 克，治疗各种痰迷心窍，神志不清的病症，常获奇效。

涤痰汤：本方加枳实、竹茹、南星、党参、菖蒲。功能益气祛痰、化浊宣窍。治痰迷心窍，舌强不能言。

金水六君煎：本方加当归、熟地，功能养阴化痰，治肺肾虚寒，水泛为痰的咳嗽、痰多、喘急等症。

六安煎：本方加杏仁、白芥子。功能祛痰降气通络。治咳嗽胁痛有卓效。有报道治湿性胸膜炎有效。

二陈汤治一切痰病，随痰所在部位不同，其临床表现亦各异。汪讱庵说："在肺则咳，在胃则呕，在头则眩，在心则悸，在背则冷，在胁则胀，其变不可胜穷也。"但万变不离于痰，都是痰的外在表现，所以都可用二陈汤加味取效。

3. 祛寒降逆法 本法应用于胃气不和之因于寒邪或挟痰气上逆者。症见呕吐，口淡不渴，噫气，或呃逆，恶心等。治疗的方剂，以小半夏汤、旋覆代赭汤为主。

半夏、生姜为祛寒降逆止呕的良药，治疗因寒而致的呕吐，许多方剂中，都有此二味药。平时胃受凉的呕吐，咀嚼两片生姜，常获效果。王孟英常用苏叶七八分，黄连三五分，治疗寒热夹杂的呕吐，两药煎一小杯，频频呷服而取效。张海峰介绍，用此方治疗肾炎尿毒症的呕吐、顽固的妊娠呕吐亦有效。

"噫气"亦胃气上逆所致。旋覆代赭汤确有奇效。胃病具有噫气者，都可用本方加减治疗，如痛疼者加金铃子散，吐酸水者加煅瓦楞子 10 ～ 15 克，常可获得满意效果。如胃痛之属于肝胃不和者，则应疏肝和胃；胃阳不足者，宜理气和胃，每可获愈。

“呃逆”属胃寒而其气上逆者多，丁香柿蒂汤（丁香、柿蒂、人参、生姜）可取效。这是张元素方，治久病中气被戕，胃中虚寒引起的呃逆。如虚寒较甚，用理中汤加公丁香、母丁香各3～6克有效。但严重患者，呃逆不止者，为胃气将绝，预后多不良，有时可试用参茸黑锡丹，或可收效。

4. 温阳涤饮法 温阳涤饮是治疗阳虚停饮的一种常用方法。饮者水饮，由脾阳不足，寒湿内聚而成。《金匮》提出“病痰饮者，当以温药和之”的治疗原则。汪讱庵说：“此证为痰饮阴抑其阳，故用阳药以升阳而化气也。”治此病《金匮》提出的代表方剂是苓桂术甘汤。《金匮》：“夫短气有微饮，当从小便去之，苓桂术甘汤主之，肾气丸亦主之”。两方同主饮病，亦同利小便，但作用有别，苓桂术甘益土气以行水，肾气丸养阳气以化阴。临床上治饮，还是苓桂术甘较常用，若用之得当，可获桴鼓之效。但在应用时应注意几个问题：①适应证要有中脘畏寒，背心怕冷，苔白滑或腻，脉弦。这些都是饮证的特征。②分清“阳虚”“饮邪”哪个偏重，哪个为主。如阳虚为主而饮不甚，则宜用附子理中汤。③苓桂术甘汤中，桂原为桂枝，对于阳虚饮停之证，可改用肉桂，其温阳功效更好，疗效更著。④苓桂术甘汤证之特征，主脉之外，还有全身恶寒（阳虚）者，可加熟附子，如有少气懒言，中气不足之证，可加参、芪等药。

总之，“温阳涤饮法”中，涤饮二字是很重要的。所以凡水饮之邪，在温阳的同时，必须强调涤饮，否则一味温阳，则于饮无益。有一个饮病特征、主脉具备的患者，已一年余，曾服附子理中汤多剂，病不稍减，后服苓甘桂术汤10剂而愈。因为附子理中仅能温阳，于饮无益，所以虽服许多而不效。苓桂术甘，温阳的同时还可涤饮，所以一年多的饮病，10剂药竟收全功。

5. 温通开秘法 此法适用于脾胃阳气不达，阴寒内结，大便不通，或腹中冷痛，或闷而不痛，舌质淡，苔白滑，脉沉迟等症。对于这种属于虚寒的大便秘结，半硫丸效果较好。

便秘，张景岳分为阳结与阴结两大类。临床上常见的便秘，大多属于燥结肠间，阴津亏乏之证，而阴寒内结的便秘，一般比较少见，但老年人较多。

半硫丸：硫黄大热，能补命门真火，半夏辛温，能散结降浊，生姜汁温中散寒，和胃健脾，这些药都是温热之品。所以当老年人下元虚冷而致便秘，犹如水寒成冰，非温不化。半硫丸有温阳解冻，开秘通便之功，恰中病情。但有一点必须注意，若为老年人津液不足的便秘，误用半硫丸，不但无效，反更伤津液，使大便更加燥结。

有时温脾汤也可以相机使用，是个温药攻下主方子。适用的症状为：大便不通，腹痛不止，热敷痛可稍减。这个方中姜、附驱除里寒，参、草补气健脾，当归补血润肠，硝、黄攻逐积滞，因为里寒非温不散，实积非攻不除，所以这种便秘温脾汤疗效较好。一个习惯性便秘10年的老人，大便秘结五六天一次，而且每次非用药不能解，身体瘦弱，精神不佳，食饮不振，腹无所苦，畏冷，肢末不温，苔白，质暗，脉沉迟，此阴寒内结的便秘。予温脾汤原方。一剂下羊屎样粪球数十枚，他症亦减。又连服三剂，每日均排干球便数枚，7剂后，每日排软条便一次。后温脾汤去硝，黄、加参、芪，服10剂后，症状全部消失，大便条状每日一次，停药观察两月未复发。说明阴寒内结的便秘，温脾汤有一定的疗效。也说明便秘属于寒结者，非温不通。

（二）清法类

1. 清热和胃法 胃气当降，胃有热邪，浊气不降，反而逆于上，可见而呕吐酸苦水或呃逆，口干渴，舌苔黄腻等。其常用方剂为橘皮竹茹汤等。呕吐与呃逆都有寒热之分，属寒者，治当“祛寒降逆”，属热者，则应“清热和胃”。《金匮》：“哕逆者，橘皮竹茹汤主之”。此方为胃虚而有热者设。如果属于没有虚象的呕吐、呃逆，方中的党参就可以不用；如呕吐而舌绛心烦者，可加黄连；如呕吐酸苦水者，还可再加黄芩；呃逆者，可加旋覆花。

方中的生姜，性辛温，似乎热呕者不宜，这要看它和什么药配伍。关于配伍问题前边已讲过，如和苦温的半夏配伍则治寒呕；如和味甘而淡，气寒而滑的竹茹配伍，则治热呕。药物有了配伍，就改变了它原来单药的性味。生姜、竹茹相伍，则两药的温、寒性质变了，也就不存在生姜之温了。

王孟英的“苏连饮”，寒呕、热呕都可以用，热呕则以黄连为主，寒呕则以苏叶为主。对许多顽固的呕吐，都有一定效果，但在服法上要注意。要浓煎、呷服，不要一饮而尽，这样药汁吐出，就不能起作用了。

2. 湿热两清法 适用于脾胃俱病，湿热并存的病证。湿热夹杂的病，在临床上经常看到，其表现形式各有不同，表现在整体者如“湿温病”，表现在肌肤者如“黄疸病”，表现在肠道者如“下痢”等。这些病证的治疗原则，都为“湿热两清”。

六淫夹杂之证，临床上比较常见，治疗又比较困难者，莫过于“湿热夹杂”之病证。因为湿是阴邪，热是阳邪。治疗之法，清热当用凉药，而凉则助阴增湿；治湿当用温药，而温则助阳生热。叶天士在《温热论》中提出：“清热于湿上，渗湿于热下”。这样湿不与热相捕，热不与湿相争，势必孤矣。渗湿的药物，多属甘淡之品，既能渗湿，而又不会助热，湿邪因“淡渗”药物的作用，而从热邪中分离出来，由小便排除，单留下热，就容易治疗了。叶氏这个治疗原则，本为治疗湿热病而设，但在杂病的临床治疗上，也同样有重要的实践意义。如治疗黄疸病的“甘露消毒丹”中，就用了淡渗利湿的滑石、木通等。

湿热夹杂之证，最多侵犯脾胃，如下痢、黄疸等，其清利湿热法，已如前述，不再重复。

3. 清泻胃火法 胃火炽盛，攻冲于上，症见牙龈肿痛或出血，或红肿溃烂，面颊发热，或口腔溃烂，或口臭舌燥，大便干结，舌红苔黄，脉数大而滑等。常用方剂为东垣清胃散（黄连、当归、生地、丹皮、升麻）。

这类病临床上比较常见。东垣用清胃散治疗“服补胃热药，致使上下牙痛不可忍，牵引头脑。满面发热火痛……此阳明经中热盛而作也”。方中重用黄连，直泻阳明胃经火邪以清其源，生地、丹皮凉血清热以洁其流（胃为多气多血之脏），胃火炽盛，气热血亦热，故用地、丹，当归辛甘，取其活血通络。升麻为阳明引经药，欲降先升，直达病所。有谓东垣用药，如韩信点兵，多多益善。从此可以看出，东垣用药，当多则多，当少则少。清胃散仅五味药，清胃泻火，凉血解毒，欲降先升。方剂组织，可谓精当。我尝用此治胃火牙痛、龈肿、口腔溃疡等病，常收桴鼓之效，但有时要随症加减。兼见大便干结者，加硝、黄，导热下行，取效更速。口渴思冷饮者，去归，加石膏、花粉。心烦不寐者，重用黄连，再加栀子。牙龈溃烂者，外用锡类散搽牙龈上。

4. 清气平热法 这种治疗法则，适用于阳明经热，大汗、大热、大烦、大渴、脉洪大，舌苔黄，或口渴无热，消谷善饥，脉洪数等症。白虎汤是常用方剂。

白虎汤中清气平热的主药是石膏，它虽是清阳明经热的主方，但在这个基础上化裁加减的方剂很多。不仅热病，在杂病中也应用很广，如《伤寒论》的白虎加人参汤、张景岳的玉女煎（石膏、知母、地黄、怀牛膝、麦冬）对于消渴病都有较好的疗效。

石膏必须生用，而且应打碎先煎。用量应根据病情而定，如热性病中的高热，一般不少于30克，杂病中用量也不一定就小，如尿崩症，胃脘灼热，口渴思冷饮，用至90～120克才有缓解症状的作用。石膏是辛寒药，用之得当，确能收到好的医疗效果。盐山张锡纯善用石膏，他创制的凉解汤（石膏、甘草、蝉蜕、薄荷）、寒解汤（石膏、知母、蝉蜕、连翘），治疗温热病邪在气分，确有良好的疗效。两方石膏的用量均为一两。

5. 清热凉血法 胃火旺盛，伤及血络，吐血或血出于皮下肌肉，而为斑疹，舌绛，脉数等是本法的良好适应证。犀角地黄汤有良好效果。因现在犀角已禁用，临床常用代用品。

出血、斑疹都是由胃火炽盛，血热而引起的。《内经》：“血得热则淖溢”。淖溢的原因固然与热有关，而热不一定都引起出血，引起出血的原因，总是由于热邪耗伤了“血中之阴”。在正常情况下，血液之所以不淖溢于血脉之外，是因为血液中之阴阳平衡。阴主凝结，阳主流动。血液中阴阳平衡，才能在血脉中运行不息。热为阳邪，血中有邪热，必然助阳伤阴，血中阴伤必阳热更盛，于是血液就会淖溢而形成出血。这个理论，叶天士《温热论》中讲得清楚。他说：“入血就恐耗血、动血，直须凉血散血”。所谓耗血，就是耗伤了血中之阴，阴伤阳更盛，阳盛则血妄行——动血，而血则淖溢于血脉之外，叶天士说的“凉血”，就是增加血中之阴，使阳不偏亢，血液中阴阳平衡，血就不淖溢于血脉之外了。从这里可以看出犀角地黄汤的作用机制，也可以看出孙思邈当初在组织这个方剂时的理论思想的入微入细之处。

犀角地黄汤在临床上是经常使用的方剂。根据血中邪热盛，耗阴助阳的理论，必要时还可以在方中加阿胶、白及等养阴凝血的药物。止血的效果可以更好些。

胃火上冲的吐血，多与肝火偏亢有关。临床所见的大吐血，多同时有肝火亢的症状。因此服犀角地黄汤血止之后，必须注意平肝泻火，否则血止不久，又会因肝火引动而复发。

（三）攻法类

1.淡渗分利法 是排除湿邪的一种方法。脾湿过重，湿聚为水，水流皮肤则为水肿，水走肠间则为腹泄，并见口淡不渴，小便不利，苔白润，脉滑缓等。临床常用五苓散、胃苓汤、五苓五皮饮等。

肿与泻都与湿有关。古有“无湿不泻，无湿不肿”之说。脾喜燥恶湿，因此治湿多用燥法，“燥湿健脾法”即治湿的主要方法。但燥法只能治湿，若湿已聚而成水，则非燥法所能全治，而必须兼用淡渗分利。因淡渗分利的药物，大都是甘淡之品，故可用于“湿邪夹热”之证，不像燥湿药多属辛温，会助长热邪。

五苓散可用于湿聚为水，水蓄膀胱之证，因为它有很好的淡渗利水作用，所以治腹泻还可与“平胃散”合用而为胃苓汤，治水肿还可与五皮饮合用而为五苓五皮饮，都是临床上治湿常用的有效方剂。

胃苓汤在具体应用时，有许多加减方法，腹泻尿少时，可加车前子，以增强分利功能；腹胀者加大腹皮、炒莱菔子；纳差者加砂仁、白蔻仁；食已脘闷嗳腐者加焦三仙。

五苓五皮饮对各种初起的水肿都有效，也有些加减方法，气虚者加黄芪，面肿多风加防风，下肢肿加牛膝、车前子。阴囊水肿可单用五皮饮加川椒目有效。

五苓散方中的桂枝可改用肉桂，化气利水的功效更好。胃苓汤中可苍白术同用，苍术燥湿、白术健脾，相得益彰。

我有一个苍牛防己汤，是在北京学习时，方药中教授传给的，以后跟他实习又亲眼看见他用于水肿患者，取得了满意疗效。这几年我在临床上应用，也取得很好疗效。药物为苍术、白术、防己、牛膝，特点是药量大，都是 90 ～ 120 克，水煎服。其适应病机为：肺脾气虚，水湿泛滥。症见身体虚弱，面色苍白，周身浮肿，或同时有腹水，尿少，舌淡胖苔白，大便溏泻或泻下无度，脉虚大无力等。凡是有这样病机和临床表现的心脏性腹水，肾性腹水，肝硬变、肝癌腹水等都有良效。药后大便逐渐成形，尿量增加，症状随之减轻或消失。可在临床一试。

2. 消导食积法 因为饮食停滞，形成食积之证。临床特点是食饮不思，嗳腐吞酸，嗳气如败卵。胃不和则卧不安，故有时夜寐不安，这种失眠不能当作虚劳虚烦不得眠而用酸枣仁汤治疗，临床上要辨别清楚，因为除失眠之外，还有更多的胃病表现。这种情况要用消导的方法治疗，常用的如保和丸、山楂丸、枳实导滞丸等。这三个方子中，保和丸主要是消导食积，力量较强；山楂丸则比较和平，小儿食积应用较好。小儿食积较重，用黑白丑各 15 克，研细面分三次服，有卓效。枳实导滞丸消导之中兼有攻下作用，所以服保和丸效不著者，可以改用枳实导滞丸。

消导药物各有专长。神、曲、麦芽善消米谷之积；焦山楂善消肉积；若属瓜果凉食之积，草果效果更好。

3. 泻下燥结法 热邪犯胃，热甚化燥，燥结肠间，大便不通，属于湿热燥结，应酌情应用三承气攻下。胃阴不足，津液失润，而燥结肠间，大便不通，属于虚实夹杂，当攻中兼补，润下燥结，酌用麻仁滋脾丸、增液承气汤等。虚人、老人的便秘，是因为肠液枯少，血气亏虚所致，还有妇人产后的便秘也是因为产后血亏津少造成的。治疗上，总宜养血润肠达到通便的目的。《沈氏尊生书》的润肠丸（当归、生地、桃仁、火麻仁、枳壳）有较好疗效。老年人便秘可加肉苁蓉，若有肝肾阴虚则加何首乌，有良好效果。对虚、老、产后的便秘，硝黄之类的峻下药，要慎重使用。

（四）补法类

1. 温中益气法 脾胃为气血生化之源，脾虚气必弱，故气虚一证，当以补气健脾为治，使中焦健运，正气旺盛，其病自复。脾气虚弱，临床多见倦怠无力，少气懒言，动则气喘，面色㿠白，食欲不振，肠鸣便溏，苔白脉弱等。四君子汤、参苓百术散、资生丸为常用方剂。

气虚乃阳虚之渐，阳虚乃气虚之甚。所以脾胃气虚，进一步发展，必然出现阳虚的征象。阳虚者必生寒，临床上以呕吐，泻利，脘腹疼痛得温稍减，苔白不渴，脉沉迟为主要见症。有无这些寒证，是气虚与阳虚的鉴别要点。而脾阳虚的治疗，理中丸、大建中、小建中是常用方剂。

四君子汤、参苓白术散，对一般脾气虚弱运化无力之证，最为稳妥。如有“饮食不为肌肉”者，则资生丸功效更好。

脾主气，气贵流通。脾的特点为喜燥恶湿。所以补气健脾方中，每配醒脾理气的陈皮、木香及甘淡渗湿的云苓、苡米之类。如香砂六君子汤之木香、陈皮；参苓白术散之陈皮、云苓、苡米。若脾虚不能胜湿，湿气下趋，白带频下量多者，亦应补气健脾，佐燥湿之品，或收涩止带药，如鸡冠花、银杏、芡实、椿白皮等，可收良效。慢性气管炎多痰，与脾气虚弱有关。“脾为生痰之源，肺为贮痰之器”，补气健脾使脾气充盛，湿化而痰不生，肺无痰贮，喘咳自平，六君子汤加炙百部、炙款冬花有效。背恶寒加细辛；喘甚者加佛耳草；痰涎不断者加皂角。

脾胃虚寒，寒者温之，宜选用干姜、肉桂、蜀椒、吴萸等温中散寒药，与参、术、草等补气健脾药，组成温中健脾的方剂治疗，使中阳复，寒邪散，病可解。经常使用的理中与大、小建中三个方子，用之得当，可收良效。这三方有共性，也有个性。共性为，都可治腹痛，都有温中的作用，都是以姜、桂为主药。个性为，理中汤所治以腹痛、吐泻为主症，为中焦虚寒，升降失调所致，故以干姜温中散寒，参、术、草补气健脾，重点在恢复中焦的升降功能。大建中汤证腹痛起包块，为中阳式微，阴寒内盛，疼痛的部位是大腹。证型属寒，故用蜀椒、干姜温散凝结的寒邪，饴糖缓急止腹痛。小建中汤治腹痛喜温喜按，是由脾虚肝乘引起的，疼痛的部位偏于上腹部，证型偏虚，故用姜、桂温中阳，重用白芍益阴平肝，合饴糖缓急止痛，重点在于调和肝脾。对胃痉挛的疼痛，用桂枝加芍药汤可收卓效。

2. 补气升提法 脾气不升，不仅不能运化水谷精微，反会中气下陷，出现脱肛、子宫脱垂等症，补气升提法是中气下陷的有效方药。代表方剂是李东垣的补中益气汤。后人在他的基础上又创制了许多新的方剂。如张景岳的“举元煎”（参、芪、术、草、升麻）、张锡纯的“升陷汤”（黄芪、升、柴、桔梗、知母，虚极加人参）。这些方剂中，参、芪是主药，升、柴、桔是辅助药。因此不一定用原方，四君子汤中加几味补气升提药，也能取得很好的疗效。

补气升提法不仅能治脱垂病，对于有中气下陷表现的病人，如白细胞减少、低血压、原因不明的发热等也有较好的疗效。白细胞减少症，临床表现主要是严重的气虚证，如少气懒言，四肢乏力，面色无华，脉虚缓。用补气升提法，补中益气汤、四君子汤加黄芪、升麻，2～3个月可收效。低血压症患者临床上多数出现气虚症状，用“举元煎”，可获满意效果，接近休克的患者用升陷汤去知母加人参、附子，可挽救垂危。原因不明或多治不效的发热，“补气升提法”有效，这种患者，体温37℃以上，久治不效，同时有气虚表现，如少气懒言，纳减，神倦，常被误认为阴虚，或气阴两虚。其实口干是因为气虚，不能化津上承，舌、唇红是气虚出现的虚热表现。若误用养阴清热药，不仅无效，反更助阴伤气，使热势更甚。补中益气汤甘温除热，恰为有效之方。但参、芪、柴胡之量要大，用治一些低热不退的患者，效果很好。老年性前列腺肥大压迫导致的尿闭，补中益气汤亦有效。

3. 滋养胃阴法 是叶天士创立的一种方法。李东垣是脾胃病的名家，但他详于脾而略于胃，详于甘温升阳，疏于滋阴生津。脾胃学说到叶天士又有了新的发展，他补充了滋养胃阴法。此法适用于胃阴不足，或热病后胃阴耗伤，症见舌红纳呆，甚则舌光如镜，口干不欲饮，心烦不寐等。常用方如益胃汤、沙参麦冬汤等。

胃喜润而恶燥，因为胃为燥土，所以易于伤阴，叶天士创的滋养胃阴法，虽然是为温热病而设，但对内伤杂病造成的胃阴不足，也常可应用，如慢性胃炎出现胃阴不足，用滋养胃阴法，常可取效。

以上这些都是脾胃疾病从本脏治疗常用的基本法则。但在临床应用时，由于脾胃疾病的发生，不仅限于本脏自病，有许多是由他脏影响而起。因此治疗脾胃病，除了治疗本脏，有时还必须治疗他脏。如肾阳不足，不能温化湿土，或者称“火不生土”，因而出现的脾肾虚寒，五更泄泻，这是由肾及脾，病本为命火不足，治疗应“补火生土”，用四神丸、桂附理中汤等，命火复原，泄泻自止。

因脾胃病而影响他脏病的例子很多。如土不生金的肺痨病；土虚不能制水，水湿泛滥的水肿病等，都是脾土首先出现问题，而后病及于他脏。这样的疾病总是以培土生金法、培土制水法而取效。许多病都和脾胃病有关系。通过治脾胃，又可以治疗其他脏腑的许多疾病，因此张景岳说的“调脾胃即所以安五脏”的论点，是能经得起实践检验的，是可行的。

脏腑湿热论治

脏腑湿热，临床多见。其辨证论治依据，当以临床特点及表现程度为主。就其特点而言，脾胃湿热者，食不振，便不调；肺经湿热者，咳而痰黄；肝胆湿热者，胁痛身黄；心经湿热者，心烦躁扰；肾与膀胱湿热者，淋浊热痛；大肠湿热者，泄痢腹痛。就其表现程度而言，舌苔黄腻为湿热。若淡黄为热轻，深黄为热重；薄腻为湿轻，厚腻为湿重。苔淡黄薄腻为湿热之轻者，苔深黄厚腻为湿热之重者。脉濡主湿；数主热。濡数之微者，为湿热较轻；濡数之甚者，为湿热较重。汗主湿。若汗多热盛者，为湿热重；汗少热不甚者，为湿热轻。口渴主热；不欲饮主湿。口渴甚而不欲饮者湿热重；口渴轻而不欲多饮者，湿热较轻。诸临床指征均为辨证论治提供了依据。论其治法，因脏腑失调，正气先伤，故以调所病之药为主，佐以清利。

清利之法，当依病情而定。如脾胃湿热者，健运中州，渗湿泄热；肺经湿热者，宣肺利湿，清热化痰；肝胆湿热者，疏肝利胆，清热除湿；心经湿热者，清心导赤，化痰开窍；肾与膀胱湿热者，清利下焦湿热；大肠湿热者，清热利湿厚肠。现分述如下。

1. 脾胃湿热　多由饮食不节，或湿热伤中，或脾胃虚弱，运化失司，水湿内停，久而蕴热所致。症见食欲不振，脘腹胀痛，胸闷恶心，便溏不爽，小便短赤，身重困倦，舌苔黄腻，脉濡数或滑数。宜健运中州，渗湿泄热，以参苓白术散、胃苓汤加减治疗。

案1: 患者，男，35岁，工人，1973年4月22日初诊。胃脘痛三年，时轻时重。长期服用中西药未效。钡餐造影诊为胃小弯溃疡。现脘痛，纳呆，腹胀，便溏不爽，乏力身重，舌苔厚腻微黄，脉沉濡稍数，此脾土既虚，水湿不化，蕴结生热，壅滞中焦。宜健脾调气，清热燥湿。予参苓白术散加减。党参15克、焦术10克、茯苓10克、苡米10克、大腹皮10克、黄芩8克、砂仁6克、焦三仙各9克，水煎服。历经三诊，共20剂，诸症悉除，苔黄腻已退，脉转虚缓。按原方之五倍量，制成蜜丸，以巩固疗效，后未复发。

2. 肺经湿热 多由外感寒热，内合于肺，或脾湿生痰，郁结化热，蕴积于肺所致。症见咳嗽喘息，痰多色黄，口干而渴，溲赤便秘，舌质红，苔黄而厚腻，脉浮数或滑数，或兼寒热胸痛。治以清热化痰，宣肺止咳，宜麻杏石甘汤、清肺解毒汤等。

案2: 患者，女，64岁，1974年10月16日初诊。咳嗽3年，每值秋冬发病。三天前，因受凉而畏寒发热，咳嗽加重，痰量增多，色黄且稠，胸闷纳呆，溲赤便干，舌质稍红，舌苔黄腻，脉细数。体温38.5℃，肺片显示：支气管感染。此寒邪入里而化热，与湿痰相结，蕴积于肺。宜清热宣肺，止咳化痰。予麻杏石甘汤加味。麻黄5克、杏仁10克、石膏24克、甘草5克、象贝10克、芦根30克、桔梗6克，水煎服三剂。再诊时咳嗽减轻，痰量渐少，苔黄腻已化。体温36.8℃。原方加银花15克，继服5剂，诸症悉除，胸透炎症消失。原方续进5剂以巩固疗效。

3. 肝胆经湿热 多因湿热浸淫或过食肥腻，或肝胆郁热，克伐脾土，土虚湿泛，以致湿热蕴结肝胆。症见两胁疼痛，口苦纳呆，厌进油腻，脘腹胀满，溲赤便秘，舌苔黄腻，脉弦数，或有发热身黄。宜疏肝利胆，清热除湿。治以龙胆泻肝汤、柴胡疏肝散、清胆利湿汤加减。

案3：患者，男，58岁，干部，1974年4月15日初诊。慢性胆囊炎8年，每当感受寒热或情志抑郁即发病。三天前，因工作争吵而致右胁疼痛，恶心欲呕，口苦不食，脘腹胀满，大便溏薄，肛门灼热，舌苔黄腻，脉弦细数。此肝郁气滞，疏泄无权，侮土生湿，湿热蕴结。当疏肝利胆，清热祛湿，予柴胡疏肝散加减。柴胡10克、白芍10克、枳壳6克、甘草6克、香附4克、川楝子15克、茵陈18克，金钱草24克，水煎服。历经三诊，共进10剂，病已近愈，嘱服丹栀逍遥丸，以善其后。

4. 心经湿热　多由邪热内陷心包，情志不遂，思虑气结而化火，以致灼液成痰，痰热内扰心神。主症为卒然昏倒，不省人事，鼾声不止，抽搐躁动，语无伦次，舌质红，苔黄厚腻，脉细数。宜清心泄热，化痰开窍，治以变通十味温胆汤、牛黄清心丸加减。

案4：患者，男，57岁，工人，1982年4月24日入院。素体肥胖，高血压10余年，持续在180/120mmHg。两天前因过度劳累，自觉头脑晕胀，晨起下床，突然昏倒，左半身不遂，语言謇涩，喉中痰鸣，鼾声不止，舌质红绛，舌苔黄厚腻，脉沉细而数。此痰火内扰，神明无主，痰阻经络，肢体瘫痪。宜清心开窍，化痰通络，用变通十味温胆汤送服安宫牛黄丸。橘络10克、清半夏10克、云苓12克、甘草4克、生地10克、枳实6克、远志18克、石菖蒲18克、竹沥三匙冲，水煎取400毫升，分四次鼻饲。每日随鼻饲给两丸安宫牛黄丸。一周后，鼾声已除，痰鸣渐减，大声喊话，似欲睁眼。原方加栀子 9 克继服，安宫牛黄丸改为每日一丸。10 天后，神志清醒，痰鸣不显，能简单对话。舌苔黄腻转薄，舌质仍红少津，脉沉数。遂由鼻饲改为口服。原方去远志、竹沥，加元参 10 克、麦冬 10 克，再服 15 剂，诸症均减。语言大有进步，左腿渐能上抬，可进流质，大便已通，苔转薄黄，脉虚无力。此痰热已去，由实转虚。遂以补阳还五汤加减治疗两月，能扶杖步行而出院。

5. 肾与膀胱经湿热　多由脾湿流注，心火移于下焦，以致湿热互结，膀胱气化受阻。主症为尿频，尿急，尿涩痛，淋浊下血，腰痛，舌苔黄厚腻，脉沉细数。宜清利下焦湿热。治以八正散、猪苓汤、导赤散加减。

案 5：患者，男，53 岁，干部，1981 年 5 月 18 日初诊。血尿，热痛，尿频急，少腹痛，腰痛四年余。每于劳累即发。经肛门指诊及膀胱镜检，诊为前列腺炎，久治无效，遂来我院就诊。现诸症加重，少腹坠痛难忍，舌质红，苔黄白腻，脉细数。此属下焦湿热，宜益阴止血，治用猪苓汤加味。猪苓 10 克、茯苓 10 克、泽泻 15 克、滑石 15 克、阿胶（烊化）10 克、蒲公英 18 克、白茅根 18 克，水煎服 5 剂。复诊血尿停止，诸症减轻。原方白茅根增至 30 克，加桑寄生 15 克、狗脊 10 克，嘱服 10 剂，诸症顿解，舌脉正常。继续调理两月，病未再作。

6. 大肠经湿热　多由饮食不节，寒温不适，或湿热毒邪损伤脾胃，以致湿热蕴结，流注大肠，症见腹痛，便溏或痢下赤白，后重里急，溲赤，舌红，苔黄腻，脉沉数。宜清热利湿，治以葛根芩连汤、白头翁汤、香连化滞丸等加减。

案 6：患者，男，54 岁，干部，1984 年 7 月 18 日初诊。

两天前因饮食不慎，致水样便，一日十余次。继之下痢赤白，里急后重，腹痛阵作，痛则滞下，一昼夜30余次，小便短赤，食欲不振，舌苔黄腻，脉象沉数。此积滞伤中，运化无权，湿热蕴结，流注大肠所致。宜清利湿热，导滞消食，治用加味白头翁汤。白头翁18克、秦皮8克、黄连10克、黄柏10克、大黄6克、木香4克、焦三仙各9克，水煎服四剂。二诊：腹痛大减，赤白已去，后重消失，便转稀溏。食欲渐增，积滞已消，原方去大黄再服三剂，诸症尽愈。

总之，若能熟知脏腑湿热的规律，准确掌握种种湿热的特点及主要表现，在了解共性的前提下把握住个性，恰当地运用各种方药进行治疗，必能权衡在手，进退从心，立竿见影。

瘀血治验

瘀血性质多种多样，病机错综复杂，症状各不相同，但都有规律与共性。实践证实，舌质紫暗或有瘀斑，舌背静脉怒张，局部刺痛，脉象沉涩等为共同要点。临床之际，抓住要点，正确辨证，准确地运用方药，均可获得良好疗效。

1. 脑震荡 赵某，男性，35岁，干部，1974年9月18日初诊。

头晕痛，左侧阵发刺痛，甚则呕吐，已半年有余。

半年前，驱车外出，途中遇险，头部受伤，当即昏迷，急诊住入某医院抢救，约一月，神志复苏，出院疗养，但头晕痛不止，时而难以忍受，服去痛片稍能减轻，逾时又作。随着时间的推移，疼痛逐渐加重。药量逐渐增至 3 ～ 4 片，每日 6 ～ 7 次，然而于痛无益。渐至纳减失眠，机体消瘦，精神萎靡。查其舌质稍暗，边有瘀斑，舌背静脉怒张，脉象弦涩。

头部撞击，必损伤脉络，瘀血停留，不通则痛。《灵枢·邪气藏府病形》谓："有所堕坠，恶血留内"。当用化瘀活血法，以复元活血汤治之。

处方：柴胡 15 克，当归 10 克，天花粉 10 克，穿山甲 6 克，甘草 6 克，红花 10 克，酒大黄 15 克，桃仁 15 克。黄酒与水各半煎服。

二诊：上方服三剂。一剂后，下黑便三次，头部轻爽。二剂后，头痛显著减轻。三剂后，头痛若失，已不再服去痛片。舌脉同前。舌背静脉略细，仍失眠、纳少。前方加远志 8 克，枣仁 15 克，焦三仙各 9 克。续服三剂。

后此两月，患者来院告知药后诸症霍然。复查其舌转红润，瘀斑消失，舌背静脉正常，脉象沉缓，平复如初。

2. 阻塞性黄疸 刘某，女性，58 岁，1978 年 5 月 15 日初诊。

半年前，精神不佳，食欲不振，少腹满胀，右胁不适。巩膜黄染，日渐消瘦。至四月初，突然体温升至 39.5℃。周身暗黄，右胁刺痛。恶心呕吐，大便白色，尿色深黄，住入某医院治疗。诊断：阻塞性黄疸。考虑占位性病变。治疗月余效不著，体温停滞在 38℃以上，因而出院，来我院诊治。

查胆区压痛，舌质有数块瘀斑，脉象涩弦略数。《素问·痹论》指出："病久入深，荣卫之行涩，经络时疏，故不通"。今突发高热，经脉损伤，更使其瘀血发黄。里证已急，当以攻逐瘀血为先，取抵当汤加味治之。

处方：水蛭15克，虻虫10克，桃仁10克，大黄10克，柴胡15克，香附6克。水煎服。

二诊：上方服5剂。体温降至37.5～38℃之间，右胁刺痛减轻，呕吐未作，大便转溏渐有黄色。余症同前。效不更方，原方加枳壳6克，嘱服10剂再诊。

三诊：体温降至正常，大便仍溏色黑，黄疸明显减轻，右胁隐痛，渐有食欲，舌质瘀斑渐小，紫色渐淡，脉数象已去，转为沉细而涩。瘀血已有去路，黄疸随之消退，邪势渐减，虚象已露，大积大聚攻其半，宜减逐瘀药量，加入扶正之品。

处方：党参15克，当归10克，水蛭10克，虻虫6克，桃仁10克，柴胡10克，枳壳6克。水煎服。

四诊：上方服10剂，精神渐佳，食欲渐振，黄疸已不著，舌质瘀斑缩小转淡。右胁疼痛偶尔出现。大便黄色成形，脉象见起。前方加黄芪15克，以壮补养气血之力。嘱服10剂后，复查黄疸指数再诊。

五诊：诸症消退，脉渐有力。黄疸指数6单位。唯面色仍稍灰黑。舌质仍有小块瘀斑。嘱其停药，饮食调养，谷肉果菜，食养尽之，无使过之，伤其正也。一年后会面，见其舌转红润，精力旺盛，一如常人。

3. 心绞痛 李某，男性，55岁，干部，1975年4月26日初诊。

心绞痛频作，每发必沿少阴经脉放散。痛缓则胸闷憋气，心电图缺血表现明显。诊断为冠心病心绞痛。三年来，多次住院，多法治疗，久病不愈，心情抑郁，食欲不振，睡眠不佳，多梦纷纭，醒后反觉疲倦，心烦躁扰，心悸不宁。因来门诊治疗。舌色暗红，尖有瘀血小斑，舌背静脉略粗，脉象弦涩。此为胸中瘀血内阻，心脉不通，久而心气虚弱，神不内守。当活血逐瘀，养心安神，取血府逐瘀汤加减治之。

处方：当归10克，桃仁10克，红花10克，枳壳6克，柴胡6克，川芎10克，桔梗6克，赤芍10克，酸枣仁18克，远志6克，怀牛膝10克，柏子仁10克。水煎服。

二诊：上方服5剂，绞痛发作减少，胸闷憋气稍轻。仍失眠多梦。心虚日久，量小则不足以使神安。原方改酸枣仁30克，远志10克，柏子仁15克。服10剂再诊。

三诊：绞痛再减，胸闷已轻，能入睡，仍多梦，心烦心悸已不著，食仍不佳，前方再加焦三仙各9克续服。

四诊：服10剂，后绞痛未作，情绪不佳时易诱发胸闷，入睡较快，梦已不多，食欲较好，舌暗红减轻，尖仍有瘀点，脉象渐缓。病去大半。证情稳定，复查心电图缺血表现明显好转。病至此时，邪势已去，残留之疾，当以丸剂缓图。乃于前方去酸枣仁、远志、柏子仁、焦三仙，配丸剂以善后。

4. 子宫肌瘤 郑某，女性，48岁，干部。1973年3月10日初诊。

经常阴道出血，血量较多，血色紫暗，有瘀块，每次少则一周，多则20余日，下血期间腰酸，下血块前小腹绞痛。两年多来，因出血过多而数次住院治疗。开始诊断为“更年期子宫出血”。后内诊发现子宫底部有4.5cm×6.0cm×5.0cm之肌瘤，因而前来诊治。舌质红润，边有数块瘀斑。舌背静脉怒张，脉象涩迟。《灵枢·水胀》称“石瘕生于胞中，寒气客于子门，子门闭塞，气不得通，恶血当泻不泻，衃以留止，日以益大，状如怀子”。此段描述恰好说明本病病情，当化其瘀血，宜桂枝茯苓丸加味治之。

处方：桂枝10克，茯苓10克，丹皮10克，桃仁15克，赤芍10克，红花15克。水煎服。

二诊：上方服7剂，又下血，且多为紫色血块。此瘀血渐动血自下，下者愈。当调整上方，加重攻逐瘀血之品。

处方：桂枝10克，桃仁15克，红花15克，怀牛膝10克，水蛭10克，䗪虫10克，炙香附6克，水煎服。

三诊：上方服30剂，出血间隔时间延长，血量减少，仍有紫色瘀块。近日腰酸痛较甚。舌边瘀块颜色转淡。脉仍涩，迟象渐去。此恶血渐动，经脉渐通，唯肾府不足。故前方加桑寄生10克，海狗肾10克续服。

四诊：又服30剂，此间内诊，子宫肌瘤缩小至2.0cm×3.0cm×2.5cm。腰酸痛显著减轻，血量再减，仍有瘀块，每次下血时间仍较长。血不止者，其癥未去故也。当下其癥，嘱原方再服。

五诊：上方稍加调整，又服30剂。内诊子宫肌瘤基本消失。腰部酸痛亦去。经行正常，舌边瘀斑已于隐约之间，舌背静脉趋于正常，脉转虚缓。至此病愈十之八九。大积大聚，其可犯也，衰其大半而止。长时间动用攻逐瘀血之剂，虽有病则病当之，但于气血不无损伤。观脉现虚象，因转以扶正兼以祛瘀，以善其后。

处方：黄芪40克，党参40克，当归30克，赤芍24克，桃仁15克，红花15克，怀牛膝15克，桂枝18克，香附15克。共为细面，炼蜜为丸9克重，早晚各服一丸，黄酒送下。

后此与患者会面云：一年来，经行正常，已无所苦。其间曾在几个医院妇科诊查，肌瘤消失。

5. 少腹蓄血 周某，女性，18岁，农民，1970年8月10日初诊。

家长代诉：素日身体健康，从不患病，近日来性情急躁，默默无语。三天前突然高热，体温38.℃，经水已行两日，因发热而闭止，自此后，狂喜、惊叫、哭泣、怒骂，日夜不休，时而呼喊少腹刺痛。当地治疗不效，因而来院就医。

面色潮红，结膜充血，少腹压痛拒按，舌红少苔，边有瘀斑，脉象数实。此为少腹蓄血，邪热内迫，损伤经脉，瘀血蓄于下焦。当用清热逐瘀法。予下瘀血汤、桃核承气汤加减治之。

处方：大黄15克，元胡粉6克，甘草6克，桃仁15克，䗪虫5克，水煎服。

二诊：上方服三剂，每次药后，均有豚肝样稀便2～3次，二剂后情绪渐趋稳定，体温降至37.6℃，三剂后，神志清醒，体温正常，脉象渐静。唯腹痛仍在，闭经未行，舌边瘀血如前。邪热已去，邪气已消，瘀血亦动，但去之未尽，上方去䗪虫加怀牛膝10克引血下行，再进五剂。

三诊：服至四剂，经水即下，初为紫色，间有瘀块，继则血色鲜红，约五日而去。舌边瘀斑消失，腹痛亦未再作，诸症霍然而愈。

【**按**】人体是一个统一整体，体内脏腑与体表各部，均有经络相连。《灵枢·五阅五使》谓：“五官者，五脏之阅也”。因此，体内脏腑瘀血，体表必有外现性反映。舌为心之苗，肝、脾、肾三经均与舌本相通，脏腑之间表里相关，其经之病往往连及舌本。瘀血留滞，新血不生，血亏津少，不能濡润经脉，故脉气多往来艰涩。瘀血阻滞，经脉不通，故局部刺痛。因此，瘀血病，除个性特征外，临床之际，当重视舌质紫暗或有瘀斑，舌背静脉变粗，局部刺痛，脉象沉涩等共同表现。

《血证论·瘀血》谓：“凡系离经之血，与荣养周身之血，已睽绝而不合，务使不留，则无余邪为患”。因此临床治疗，总以去瘀为要。然而要在抓住共性的基础上，辨明标本虚实、属阳属阴，然后施治，方能桴鼓相应。例一、五均系瘀血新生，尚未阻滞新血之化机，标本俱实。“血实宜决之”，当乘瘀血未固而逐破之。用药首选大黄，以其下瘀血，破癥积，有冲墙倒壁之力，又有抑阳和阴之功，张仲景下瘀血汤、抵当汤（丸）、鳖甲煎丸等早已有了先例。但要与各种下瘀血药相伍，才能相得益彰。若瘀血日久凝积，耗伤血气，标实本虚者，则应慎重使用，至于各类化瘀药物的使用，桃仁、红花、赤芍等为逐瘀之缓剂，瘀血新生者宜之。瘀血凝滞已成癥积者，如例二、例四，非水蛭、虻虫、䗪虫等飞走灵动、升降搜剔之品，使经脉流通，血无凝滞者，瘀块断无平复之期。以往用此等药治疗瘀血病多例，均获良效。当然，在标实本虚的情况下，先攻后补、先补后攻，还是攻补兼施及攻多攻少，则应视病情而定。例二病程日久，年老体衰，初以峻剂化瘀，专事攻逐，瘀动症减，则去大黄加参、归，转以攻补兼施，迨诸症退去，黄疸消除，则改用饮食调养，以尽其病。例四病程亦长，但年龄较轻，体质尚好，故初以桂枝茯苓丸小剂攻之，继则加入峻药消瘀，直捣癥积，肌瘤基本消失，再于化瘀通络剂中加入参、芪，制成蜜丸，以先攻后补法善后取效。

例三采用攻补兼施法，其特点为血府逐瘀汤减去阴药。胸为清阳之府，心居胸中体阴而用阳，瘀血为阴邪，窃踞胸中阳位，必干扰心阳，阻塞心脉，因此去生地，防其助阴。去甘草者，一为阴药碍阳，二有留中之弊，其中桔梗、牛膝，一上一下，妙不可言。此为岳美中老中医之经验谈，又为我们临床所证实。

气为血帅，气行则血行，气滞则血瘀，互为因果。因此，瘀血的治疗，在化瘀的同时，必须注意气滞。气滞之因，当分虚实。气郁失调而致滞者，当配香附以理之，或加川芎以动之；气虚无力以帅血行而致滞者，宜加参、芪以补之；寒凝致气不行者，则加桂以温通之。气血同行，化瘀血必须行滞气。

瘀血的病机千变万化，错综复杂，临床症状多种多样，但从中仍可看出规律。辨证论治与方药应用也有规律，而掌握辨证要点、化瘀血与行滞气，则是重要环节。临床之际，必须注意，方能收预期之效。

附 录

验方五则

一、泻火散风汤

组成：夏枯草 10 克　龙胆草 6 克　黄芩 10 克　苦丁茶 10 克　白芷 10 克　藁本 10 克　竹叶 10 克　荷叶 10 克

功能：清泻肝火，散风除湿。

主治：肝火上炎所致偏头痛，牙、耳肿痛伴口干而苦，目赤，舌质红苔黄，脉弦滑数。

用法：上药 8 味，加水 300 毫升浸透，煎取 100 毫升，再加水 200 毫升，煎取 100 毫升相混，早晚饭后半小时两次温服。

方解：《内经》曰："诸风掉眩，皆属于肝。"肝与胆相表里，若气血充盛，阴阳升降如常，外无非时之感，焉有头痛之疾？肝喜条达，主调畅气机。若因肝郁气滞，郁而化火，或暴怒伤肝，肝阳暴张，皆可使肝阳上扰。然何以发为偏头而痛？因肝与胆，一脏一腑，互为表里。肝有火必移于胆。足少阳经起于目锐眦，上至头角，过耳后，故肝胆有火，循经上扰，则发为偏头痛、耳痛、牙痛。既为实火，则应泻之。故用夏枯草、龙胆草苦寒入肝经，清泻肝经实火。竹叶、苦丁茶、荷叶寒平以清肝热而除烦。肝胆火盛则生湿热。《宣明论方·水湿门》云："夫诸湿者，湿为土湿，火热能生土湿也"。《宣明论方·伤寒门》又云："湿病本不自生，因于火热怫郁，水液不能宣行，即停滞而生水湿也。"既有湿热，治疗之药，非黄芩莫属，故用黄芩苦寒之品，清热燥湿。龙胆草泻肝火，清湿热，二者相配，清泻肝经湿热，使湿从小便出，邪有出路。肝为风木之脏，喜条达。肝火上炎则化风，风多挟湿而上扰清窍，则使头痛难除。肝欲散，故用藁本、白芷以疏散之条达之。二者虽为辛温之品，但在众多寒凉药中，既能折其辛温之性，又能祛风胜湿、散风止痛。药虽八味，配伍得当，力专而效宏。服药后使肝火降，风邪散，湿热除而疼痛止，故名泻火散风汤。

辨证要点：临证时要把握肝经有火这一枢机。凡因肝火上炎，循经上扰所致的偏头痛、耳肿痛、牙痛，同时伴见口干而苦，目赤肿痛，心烦尿赤，大便秘结等实火之证者，皆可用之。

加减运用：大便干结者，加大黄 6 克，以通腑泻火；胃火盛，口干思冷饮者，加石膏 24 克，知母 10 克，以清胃降火；尿短赤热痛者，加茅根 30 克，以清利湿热。

按语：本方为余多年应用之经验方，用它治疗因肝火上炎所致的偏头痛、牙痛、耳肿痛，屡用屡效，但临证时要辨证准确，随证化裁，中病即止，若孟浪妄投，则可因苦寒而败胃。因此，临证时抓准病情，投之无不奏效。

二、升陷揭盖汤

组成：人参10克　黄芪15克　当归10克　桂枝8克　白术10克　陈皮6克　升麻3克　柴胡4克　炙甘草6克

功能：益气升阳，调补脾胃。

主治：癃闭（中气下陷型），症见小腹坠胀，时欲小便而不得出，或量少而不畅，甚则水道不通，尿液潴留，精神疲乏，食欲不振，苔薄白，脉虚大无力，右关尤甚。

用法：每日一剂，加水300毫升文火煎取100毫升，再加水200毫升煎取100毫升相混，其中人参另煎，分2次兑入药液中，早晚两次分服。症状缓解，尿路通畅后，可用上方水煎浓缩成颗粒，每次6克，每日2次，服1～2个月为宜，以资巩固。

方解：癃闭一证，病机复杂，病位虽在膀胱，但与三焦之气化息息相关。《素问·灵兰秘典论》说："三焦者，决渎之官，水道出焉。"但究三焦之气化，莫不依赖于肺、脾、肾三脏功能之正常。若劳倦伤脾，饮食不节，或久病体弱，致使脾虚，脾主中州，升清而降浊，脾气不足，中气下陷，清阳不能上升，浊阴就难以下降，水湿停聚，三焦气化失职，故而发为癃闭。《灵枢·口问》说："中气不足，溲便为之变。"故而方中用人参大补元气，黄芪甘温益气健脾，二者共为主药；佐以升麻、柴胡升举清阳，使清阳得升，浊阴得降，而凝聚之水湿得散，小便自可通利；更配以白术、陈皮、当归、甘草健脾益气，养血和中，俾中气充足，气血旺盛，而诸症自除。《素问·灵兰秘典论》说："膀胱者，州都之官，津液藏焉，气化则能出矣。”既有水湿聚于膀胱，故在上方加入一味辛温之桂枝，入膀胱经，既可温阳，又可化气行水，通利小便。药虽9味，方精而力专，共奏益气升阳，调补脾胃之功。使中州气固，下陷之阳升，小便自通，实提壶揭盖之法，故方名升陷揭盖汤。

辨证要点：本方适用于病程日久，小腹坠胀，时欲小便而不得出，甚则水道不通，并且伴见精神不振等一派中气下陷之征象者。

加减运用：有湿郁化热征象者，加黄柏6克，以清利下焦湿热；寒象较重者，加肉桂3克，以温阳散寒。

按语：本方为余遵东垣补中益气汤之旨，加入一味桂枝而成。用其治疗老年性前列腺增生压迫致尿闭属中气下陷者，投之莫不奏效。仅此一味桂枝，而疗效倍增，可见用药必须精当，东垣老人，实为后学者之楷模。

三、金桂止痛汤

组成：党参18克　桂枝10克　金铃子15克　元胡10克　白芍15克　炙甘草6克　三仙各9克

功能：益气健脾，平肝止痛。

主治：急慢性胃痛，症见胃脘急痛或隐痛，伴胸胁胀痛，喜暖喜按，得食则减，时吐清水，纳少，神疲乏力，手足欠温，大便溏薄，舌质淡，脉细弱，或弦细。

用法：上药7味，加水300毫升，文火煎取100毫升，再加水200毫升煎取100毫升相混，早晚两次分服。

方解：胃痛的病位虽在胃，而与肝脾的关系甚为密切，脾与胃以膜相连，互为表里，胃主受纳，腐熟水谷，以和降为顺，脾主运化以上升为常，二者同为后天之本，气血生化之源，肝属木，为刚脏，喜条达，主疏泄，调畅气机。若脾胃功能正常，肝气条达，焉有胃痛之理？若素体脾胃虚弱，或劳倦内伤，或久病不愈，延及脾胃，皆可转为虚寒，中阳不运，胃失温煦，逆气内生，中气不通，脾胃既虚，发为胃痛。脾胃既虚，土虚木旺，肝气横逆可使胃痛加重。《素问·六元正纪大论》谓："木郁之发，民病胃脘当心而痛，上支两胁，鬲咽不通，食饮不下。"故治疗时宜邪正兼顾，既平肝止痛，又健脾益气，方中用党参补气健脾以治其本，合桂枝补中阳以散内寒；芍药、甘草既能和中而缓急止痛，又能柔肝以调畅气机，三仙合用既能健脾又可和胃。然何以再用平肝降逆，理气止痛之金铃子散？殊不知肝郁日久，气机不畅，则可有瘀血之虞，可有郁而化热之势，故用金铃子平肝解郁热，用元胡行血中之气滞，气中之血滞，以增理气止痛之功。全方标本兼顾，扶正祛邪，实为治疗脾胃虚弱气滞所致肝郁胃痛之良方。

辨证要点：把握既有脾胃虚弱，又有肝郁气滞之征兆，可见胃脘疼痛，胸胁胀满，纳呆食少，神疲乏力等主症。

加减运用：中气虚损较著者党参易为人参10克，补养元气；大便溏薄者加白术10克、云苓10克，以健脾燥湿；腹痛遇冷尤甚者加良姜8克、香附6克，以散寒理气；腹胀满少矢气者加大腹皮10克，以破滞消胀。

按语：本方为余在胃痛诊治过程中精炼而成。全方紧扣土虚木旺之病机，在金铃子散的基础上加入补气健脾和胃之品，寓泻实于补虚之中，补虚泻实各得其宜。临证时化裁运用，常收桴鼓之效。

四、固气止崩汤

组成：黄芪 18 克　人参 8 克　当归 10 克　熟地 10 克　桂圆肉 10 克　柏子仁 10 克　地榆炭 15 克　侧柏炭 15 克

功能：补气养血，固冲止崩。

主治：功能性子宫出血，症见月经崩下不断，血色淡红，心悸气短，周身乏力，面色白，舌质淡，边有齿痕，脉沉涩。

用法：上药 8 味，加水 300 毫升，煎取 100 毫升，再加水 200 毫升煎取 100 毫升，相混，早晚两次分服。

方解：崩中一证，为经血非时，暴下不止，或淋漓不尽。本病有虚有实，虚实夹杂，以虚为主。唐容川《血证论》云："崩漏者，非经血而下血之谓也。少者名曰漏下，多则名曰血崩……古名崩中，谓血乃中州脾土所统摄，脾不摄血，是以崩溃，故曰崩中，示人治崩必治中州也。"本病的发生，多因中气受损，冲任不固，气不摄血。故而用固气止崩汤，方中用甘温之黄芪，肺脾双补，补气升阳以止崩，人参甘平补气调中，二者相伍，一平一温，一偏益阴，一偏扶阳，相辅相成。当归甘苦辛温，补气调经，熟地甘微温，补血益精。当归配黄芪，为当归补血汤，是益气补血之良方。熟地守而不走，既可养血益阴，又能牵制当归辛窜之性。崩血日久，气血俱虚，心神失养，故可见心悸、气短等症，而养血安神定志，非龙眼肉、柏子仁莫属，二者相互为用，甘平质润而入心，既能大补阴血，滋营充液，又可养血安神。上药六味，益气养血，固冲止崩。恐其止崩作用不足，故而加地榆炭、侧柏炭，苦酸吸着收敛止血。诸药合用，动静相约，药虽八味，力专效宏，故收佳效。

辨证要点：崩漏虚实并见，临床辨证一定要把握住冲任受损，气不统血这一要点。

加减运用：血色暗有块，舌有瘀斑，脉涩者加茜草炭化瘀止血；腹痛者，加元胡、川楝子理气止痛；腰痛者加川断、杜仲益肾强腰；血热者熟地易生地，加茅根、黄柏清热凉血。

按语：本方乃余临床验证多年验方，全方紧扣中气不足，冲任不固之病机，在益气养血固冲任的基础上，加入止血之品标本兼治，虚实兼顾，临证时化裁加减应用，一般3～5剂即可收效。

五、面瘫饮

组成：南星10克　防风6克　白附子10克　僵蚕15克　蜈蚣4条　全蝎10克

功能：祛风除痰，通络止痉。

主治：风邪中于面部经脉，与痰湿相合，壅滞经络，口眼㖞斜。

用法：上药六味，加水300毫升，文火煎取100毫升，再加水200毫升，煎取100毫升，两煎相混，早晚饭后分两次温服。

方解：面瘫又名口僻，主要临床表现为口眼㖞斜。本病之生，先由正气不足，运化失常，痰浊内生，络脉空虚，卫外不固，风邪乘虚入中经络，挟痰横窜，痹阻络脉，而致面部㖞斜不遂，故当祛风除痰，通络止痉。面瘫饮中防风为风药中之润药，善治上焦风邪；南星专主经络风痰，黄宫绣谓："其辛能散风，惟其性燥，则凡稠痰固结，筋脉拘挛，得以能通，以其燥能除湿而痰自去也。"两药相伍，一以疏散外风，一以清除痰浊，先去致病之因。白附子东垣谓“其纯阳，能引药势上行于面……治头面游风”，此又加强了风药的作用。蜈蚣性善走窜，全蝎入肝祛风，两药合为止痉散。僵蚕祛风散寒，燥湿化痰，与止痉散相合，又加强了祛风止痉之功。药虽六味，却恰合病机，丝丝入扣。因此，临床之际，屡验不爽。

辨证要点：临床辨证，要把握住风挟痰浊的病因，痹阻经络的病机，口眼㖞斜的主症。

加减运用：患侧及耳根后疼痛者加元胡、川楝子；大便干结者加大黄；脘中热，舌苔黄燥者加黄芩；气虚卫阳不足反复感冒者，加玉屏风散；病势迁延，舌有瘀斑者加茜草、丹皮。

按语：本方为余治疗面部瘫痪，临床应用多年而且屡验不爽的经验方。临证时，只要严格掌握风痰为患、经络痹阻、口眼㖞斜等要领，均能取得理想疗效。

年谱

1930 年 4 月：出生于河北丰南市后程。在父兄的教导下，学习诸子著作，年稍长到公立学校继续学习，至 16 岁因故辍学。

1946 年 3 月：遵父命拜当地著名中医皇甫先生学习中医，主要研习《医宗金鉴》各科内容，三年后，开始了临床治疗。

1950 年 1 月：到唐山市拜当代著名中医学家岳美中为师继续学习。近五年间，系统学习《内经》《伤寒论》《金匮要略》《温病条辨》等中医经典，阅读金元以来各大家的著作。平时随师临诊。

1954 年：在卫生部北京中医进修学校学习，除四大经典外，还比较系统地学习了西医学知识，学习勤奋努力，成绩显著，毕业时取得理想名次。毕业后分配到唐山市中医院工作。

1956 年：与恩师岳美中在《中医杂志》联合发表《介

绍大灸疗法》，同年加入中国共产党。

1958 年：唐山市中医研究所成立，任研究所办公室主任，兼中医内科主任。

1963 年 4 月：奉医院派遣去中医研究院跟随恩师岳美中进修学习。同时跟随赵锡武、徐季晗等老前辈在门诊病房进修学习。

1972 年 3 月：任唐山市中医院院长。

1974 年：河北省、唐山市分别成立冠心病治疗领导小组，任两小组的副组长。

1975 年：《中西医结合治疗冠心病 100 例疗效观察》，发表在《新医学》。

1976 年 3 月：在中国中医研究院西苑医院“全国中医研究班”学习。同年在《陕西新医药》发表《介绍岳美中老中医治疗脾胃病的经验》。

1978 年：全国中医研究班毕业后回医院工作，当年作为人民代表参加唐山市第三届代表大会，作为政协委员参加市政协会议。同年在《新医药学杂志》发表《略谈脾胃论风燥升阳药的应用》，又在《湖南医药杂志》发表《尿闭治验二则》。

1979 年：在《新医药学杂志》发表《中西医结合治疗 35 例心律失常疗效观察》。在《上海中医药杂志》发表《著名老中医岳美中治疗脾胃病的经验》。在《湖南中医药杂志》发表《喜读〈岳美中论医集〉》。同年成立河北省中医药学会，任常务理事、副理事长，成立唐山市中医药学会任理事长。

1980 年：以肺经湿热科研课题为主的“脏腑湿热论治”，获河北省卫生厅科技进步奖一等奖，论文发表在

《天津中医》。《五味六君汤降肝炎转氨酶疗效观察》在《河北中医》发表。

1981年：《小儿脾虚下泄的中药治疗》在《河北中医》发表，同年评为唐山市劳动模范。

1982年：作为河北省政协委员参加河北省第五届政协会议。同年《〈脾胃论〉苦寒降火类药物的应用》发表在《福建中医药》，《养心益气法治疗冠心病疗效观察》发表在《广西中医药》。

1983年：《论张仲景组方配伍的规律》发表在《上海中医药杂志》。《益气养血法治疗高血压疗效观察》发表于《黑龙江中医药》。《急症治验三则》发表在《北京中医》。《子宫肌瘤治验两则》发表在《河北中医》。《临床剂量应用》发表在《广西中医药》。《试论张仲景剂量应用的规律》发表在《北京中医学院学报》。与马有度合著《自学中医阶梯》（重庆出版社出版）。

1984年：在《江苏中医》发表《支气管黏膜结核治验两则》。在《黑龙江中医药》发表《养血益气与活血化瘀治疗冠心病疗效对照观察》；《全国血液流变学资料汇编》收载其文章《养心益气法治疗高血压病123例疗效观察（附血液流变学检验分析）》。同年“补心合剂治疗心气虚损型冠心病临床及实验研究”通过成果鉴定，被河北省卫生厅评为科技进步一等奖，后在“全国中医药博览会”获“神农杯”优秀奖。同年河南省召开全省振兴中医大会，特聘到会作报告，题为“中医院必须坚持发扬中医特色”。国家中医药管理局确定了中医急诊的7个攻关课题，唐山市中医院承担“急症胃痛”和“急症心痛”的研究。

1986年：《萎缩性胃炎分型治疗》在全国中医药学会脾胃病分会交流。《高脂血症分型治疗》在广西壮族自治区中医学术会议交流。河北省出版的《燕赵当代名中医》中收入其《探索、掌握、运用规律》。

1987年：《脾胃病临证体会》在《河北中医》发表。《补心合剂治疗冠心病心绞痛50例疗效观察》在《河北中医》发表。同年应广西壮族自治区中医药学会邀请前往讲学，颇受当地同行好评。

1988年：应国家中医药管理局聘请，去桂林评审部级科研成果。同年任唐山市科学技术协会副主席。“降脂合剂”通过成果鉴定，被评为唐山市科技进步二等奖。

1989年：被评为河北省优秀知识分子。《类风湿散治疗类风湿性关节炎临床研究》通过成果鉴定，获唐山市科委科技进步奖二等奖。《临床方药配伍与用药剂量》在《河北中医》发表。

1990年：经两部一局审查批准，成为全国500名老中医药专家学术经验继承工作指导老师之一。《痤疮灵治疗面部痤疮的临床研究》在《河北中医》发表，并通过成果鉴定，被评为唐山市科委科技进步二等奖。《慢性非特异性溃疡性结肠炎治疗经验（附100例临床分析）》在《上海中医药杂志》发表。

1991年：获得“五一劳动奖章”，被评为“全国优秀医务工作者”“河北省两个文明知识分子”、唐山市“振兴唐山功臣”。

1992 年：获得“国务院政府特殊津贴”；获得“河北省劳动模范”称号。唐山市中医院参加“全国三级甲等医院”评审，通过验收。《结肠宁治疗慢性结肠炎的临床研究》通过成果鉴定，被评为唐山市科委科技进步一等奖。

1993 年：被评为河北省医学科技先进工作者。

1994 年：任《中国名医名术大典》编纂委员会专家组成员；任国家科委成果鉴定专家。“降压胶囊”治疗高血压的临床研究，通过成果鉴定，被评为唐山市科委科技进步四等奖。

1995 年：评为河北省管优秀专家。

1996 年：河北省中医药学会换届，任学会顾问。辞去唐山市中医院院长、法人代表职务，任医院名誉院长。